대한민국
최고의 명의가
들려주는

간암

SNUH 서울대학교병원
Health⁺3

대한민국 최고의 명의가 들려주는
간암

초판 1쇄 발행 2013년 9월 5일
초판 4쇄 발행 2021년 6월 10일

지은이 서경석
펴낸이 오세정
펴낸곳 서울대학교출판문화원

출판등록 제15-3호

주소 08826 서울 관악구 관악로 1
대표전화 02-880-5252 | **팩스** 02-889-0785
도서주문 02-889-4424, 02-880-7995
이메일 snubook@snu.ac.kr
홈페이지 www.snupress.com

ISBN 978-89-521-1503-4 04510
978-89-521-1498-3 (세트)

SNUH
서울대학교병원
Health+3

대한민국
최고의 명의가
들려주는

간암

서경석 서울대학교병원 외과 교수

서울대학교출판문화원

첨단 지식정보화 사회에 들어 눈부신 의학발전에도 불구하고 여전히 병마와 싸우는 수많은 환자들이 있기에 우리는 한시라도 마음이 편할 수가 없습니다.

서울대학교병원 Health$^+$시리즈는 정보의 홍수시대에 근거가 빈약한 의학정보가 무분별하게 난무하는 상황에서 의학적 근거와 기준을 제시하며 표준화된 건강정보를 제공하고자 발간되었습니다.

특히 이 책은 대한민국 암 발생률 1위인 위암을 시작으로 유방암, 간암, 췌장암 등 다양한 암 질환과 각종 질병까지 의료진이 오랜 기간 걸쳐 축적해 온 경험과 의학지식을 알기 쉽게 풀어가고 있습니다. 또한 각 질환별로 증상, 진단, 치료, 재활, 건강관리 등 환자들이 궁금해 하는 점을 중심으로 일반인들도 이해하기 쉽게 구성되어 있습니다.

무엇보다 이 시리즈를 통해 서울대학교병원 최고 명의들이 건강과 질병에 대한 전문적 지식을 국민들과 함께 공유함으로써 국가중앙병원으로서 국민건강관리의 올바른 방향을 제시하고 평생건강을 계획하고 관리하게 된 것은 정말 소중한 일이 아닐 수 없습니다.

이 책의 발간에 수고를 아끼지 않은 원고 집필 교수진과 서울대학교출판문화원 편집진에게 감사를 드리며, 이번 Health⁺ 시리즈 발간이 우리 모두의 건강한 미래를 밝히는 소중한 길잡이로서 국민 모두가 더욱 건강하고 행복한 삶을 영위해 나가는 뜻깊은 계기가 되기를 기대합니다.

2013년 8월 25일

서울대학교병원장

○ 이 책을 펴내며

인간의 장기 중 가장 많은 일을 하며 혹사당하고 있는 간. 여간해서는 아픈 내색을 하지 않아 '침묵의 장기'라고 불린다.

이처럼 묵묵히 제 할 일을 하는 고지식한 간은 암이 발생해도 침묵하는 경우가 많아 간암을 조기에 발견하는 것은 매우 힘들다.

따라서 증상이 나타난 이후에 병원을 방문할 경우 이미 치료가 힘들고, 여명이 얼마 되지 않은 경우가 많다. 그리고 간암은 발생률에 비해서 사망률이 높고 B형 및 C형 간염, 간경화와 밀접한 관련이 있기 때문에 이런 질환들에 대한 정기적인 검사와 치료가 필요하다.

간암도 조기에 발견하면 완치율이 높을 뿐만 아니라 간 절제 뒤 동반되는 합병증이 훨씬 적다. 또한 최근에는 간이식 수술로 간병변증과 간암을 동시에 해결할 수도 있다.

그런데도 주변에서는 환자들의 잘못된 지식으로 간이 나빠

지고 간암이 악화되는 경우를 많이 보고 있다. 이 책을 통하여 환자들이 간암에 대한 궁금증을 풀고 올바른 정보를 공유하여 건강한 삶을 찾았으면 한다.

서경석(서울대학교병원 외과 교수)

차 례

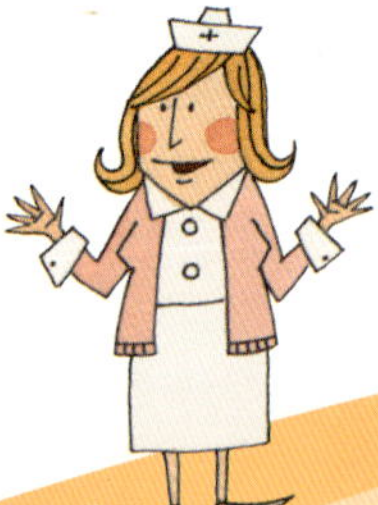

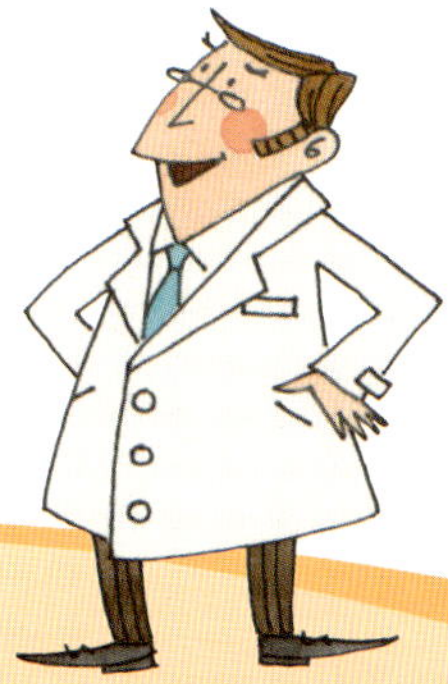

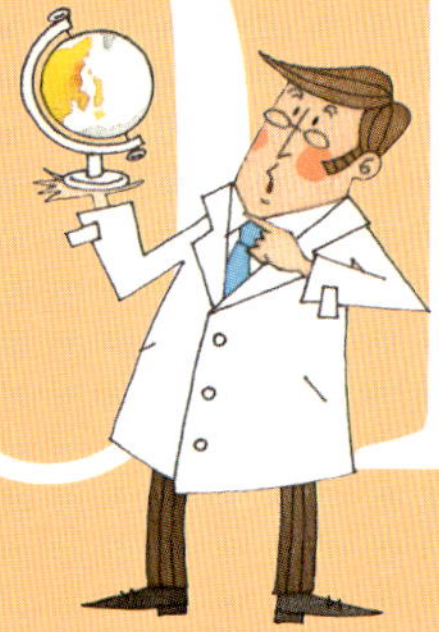

01

궁금하다,
간암 발생률!

간암 발생률은 전체 암의 7.9%로 전체 암 발생률 중 5번째에 해당하지만, 사망률은 인구 10만 명당 21.8명으로 폐암 다음으로 높다.

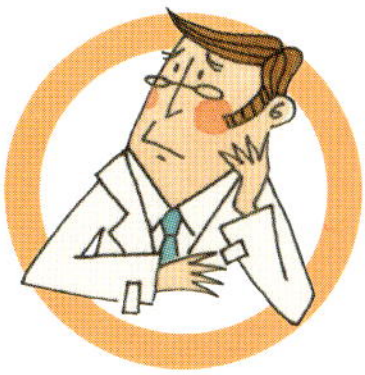

전 세계인들은 간암에 얼마나 많이 걸릴까? 간암의 세계적 발생률을 살펴보면 전체 암 중 5.4%를 차지한다. 전체 암 발생률을 성별로 나누어 보면 간암은 남성에서 7.4%로 5번째, 여성에서 3.2%로 8번째를 차지하고 있다.

간암의 세계적 발생률만을 보고 간암 환자가 생각보다는 적다고 생각하는 사람이 있을 것이다. 내심 그 정도 발생률이면 너무 두려워하지 않아도 되겠다고 안심할 수도 있다. 그러나 안심해서는 안 된다. 세계적 간암 발생률의 70% 이상이 아시아 지역에 집중되어 있기 때문이다. 즉, 전 세계 간암 환자 중 70%가 아시아에 살고 있다는 말이다. 그중에서도 우리나라가 포함되어 있는 극동아시아 지역의 간암 환자가 현저히 많다.

이를 증명하듯 우리나라의 암 발생 빈도 중 간암의 순위는

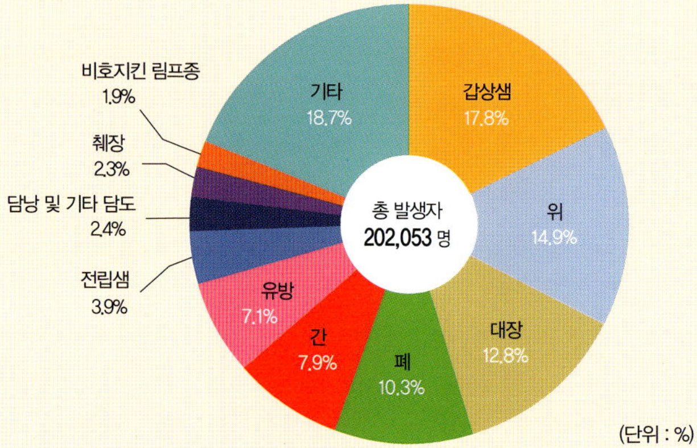

그림 1. 암 발생분율 남녀 전체(중앙암등록본부 암등록 통계, 2010)

5위이다(그림 1).

이것도 최근 한국인의 서구화한 식생활의 변화 등의 영향으로 대장암, 유방암의 발생 빈도가 크게 늘어 순위가 내려간 것이다. 얼마 전까지만 해도 우리나라의 간암 발생률은 위암과 폐암에 이어 오랫동안 3위를 차지하고 있었다. 따라서 간암에 걸리는 사람들이 줄어들었다기보다 대장암과 유방암에 걸리는 사람들이 늘어난 결과라고 보는 것이 옳다.

그렇다면 구체적으로 간암 발생률은 어느 정도일까?

통계청에 따르면 1999년에서 2001년까지 간암의 발생률은 전체 암 발생률 가운데 12.8%로 위암, 폐암에 이어 세 번째로 많았다. 특히 남성은 연평균 암 발생자 남성 59,010명 가운데 간암 환자가 10,002명으로 17%나 되었다.

여성은 남성보다 낮아 연평균 암 발생 여성 44,501명 가운데 3,275명이 간암에 걸렸고, 발생률은 7.4%로 남성과 많은 차이를 보였다. 발생 순위로도 위암, 유방암, 대장암, 자궁경부암, 폐암에 이어 여섯 번째였다.

10여 년이 지난 2011년도에는 전체 암 중 간암 발생률이 7.9%로 5위를 차지했다. 하지만 앞서 말했듯이 대장암과 유방암, 갑상샘암의 발생률뿐만 아니라 전체 암 발생자가 예전보다 더 늘었다.

2010년의 자료를 보더라도 간암에 걸린 사람 역시 15,921명으로 과거에 비해 늘어나고 있다. 그러므로 3위에서 4위, 5위로 순위가 내려갔다는 것은 별 의미가 없어 보인다. 간암은 여전히 발생자가 많은 암 중의 하나인 것이다.

간암이 더욱 무서운 것은 사망률 때문이다. 발생률은 한두 계단 내려갔지만 사망률은 여전히 높다. 통계청이 발표한 2011년 사망 원인을 살펴보면 간암 사망률이 인구 10만 명당 21.8명으로 폐암에 이어 두 번째로 높았다(그림 2). 발생률이 월등히

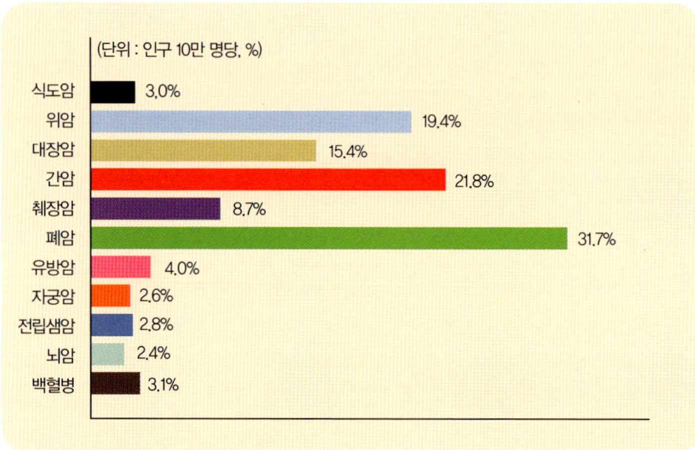

그림 2. 악성 신생물(암)의 사망률 추이(2011)

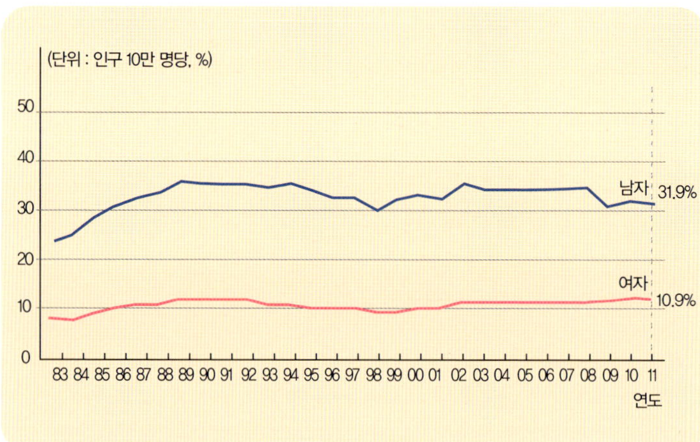

그림 3. 간암의 사망률 추이

(출처 : 통계청)

높은 위암의 사망률(인구 10만 명당 19.4명)보다도 높은 수치다. 이것이 의미하는 바는 발생률 감소와는 상관없이 간암이 암 중에서도 특히 무서운 암이라는 것이다(그림 3).

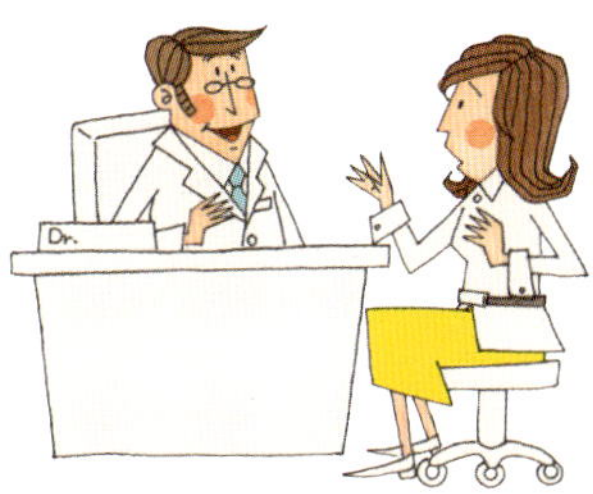

Hospital Memo

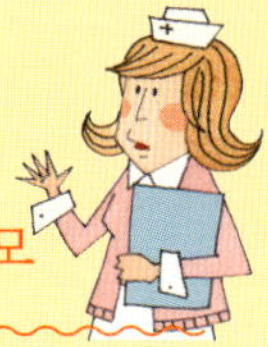

간암을 이해하는 데 도움이 되는 간의 이모저모

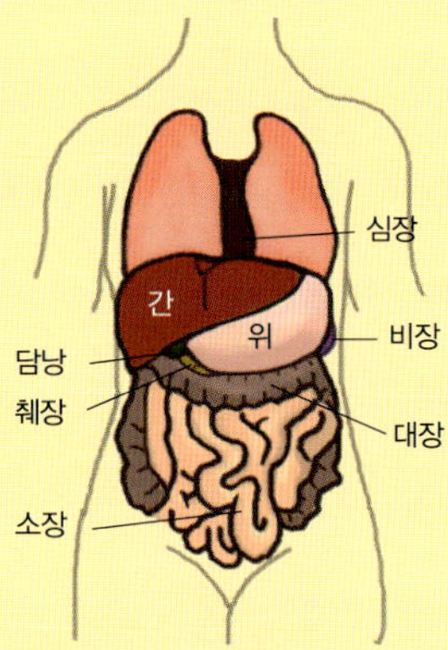

그림 4. 간의 위치

간의 위치

간은 우리 몸에서 가장 크고 무거운 장기다. 성인 남자는 간의 평균 무게가 약 1,500g이다. 간은 오른쪽 젖가슴 아래 부근에 있으며 흉부와 복부를 구분하는 횡격막 밑에 갈비뼈로 둘러싸여 보호되고 있다 (그림 4).

간의 모양과 구조

간은 눈으로 볼 때 짙은 붉은색을 띤다(그림 5). 표면은 매끄럽고 반들반들하며 인대에 의해 우간과 좌간으로 나뉘어져 있으며 우간이 크고 두꺼우며, 좌간은 우간에 비해 작고 얇다. 전체적으로는 왼쪽으로 갈수록 작고 얇아져 삼각형 모양을 하고 있다.

또한 간에는 간동맥과 간문맥이라는 두 개의 중요한 혈관이 있다. 이 두 혈관으로 보통 하루에 통과하는 혈액의 양은 6,000L나 된다. 구분하자면 간동맥은 산소가 풍부한 혈액을 심장에서 간으로 전달하는 역할을 하고, 간문맥은 위·소장·대장 등에서 소화 흡수된 영양분과 간에서 해독해야 할 인체에 해로운 독소 등을 혈액을 통해 운반하는 역할을 한다. 간동맥과 간문맥을 통해 간으로 들어온 혈액은 간세포 사이의 모세혈관을 거쳐 간정맥을 통해 빠져나간다. 이 밖에도 간에는 간세포에서 만들어진 담즙이 지나가는 길인 담도가 있다. 간에서 하루 보통 500~1,500ml가 만들어지는 담즙은 간의 담관과 총담관을 거쳐 담낭으로 향하고, 담낭에서 일시적으로 저장되었다가 소장으로 흘러간다.

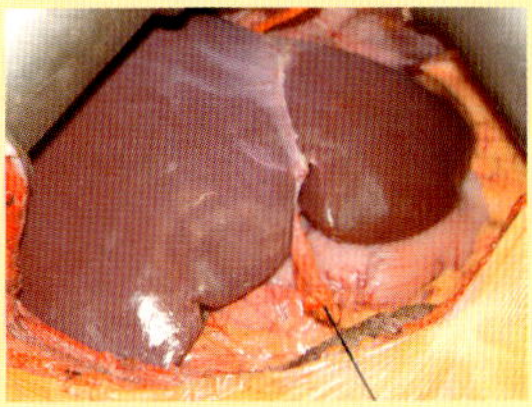

그림 5. 간의 구조와 정상 간

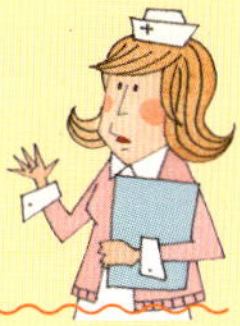

놀라운 간의 회복 능력

놀랍게도 정상적인 간은 약 80%가 절제되어도 기본적인 간 기능을 수행할 수 있고, 또한 빠른 시간 내에 절제하기 전의 간 크기로 돌아갈 정도로 뛰어난 잠재적 여력과 재생력이 있다. 하지만 이처럼 뛰어난 간의 회복 능력도 간경화와 간암에서는 속수무책으로 간경화와 간암으로 손상된 간은 회복되지 않는다.

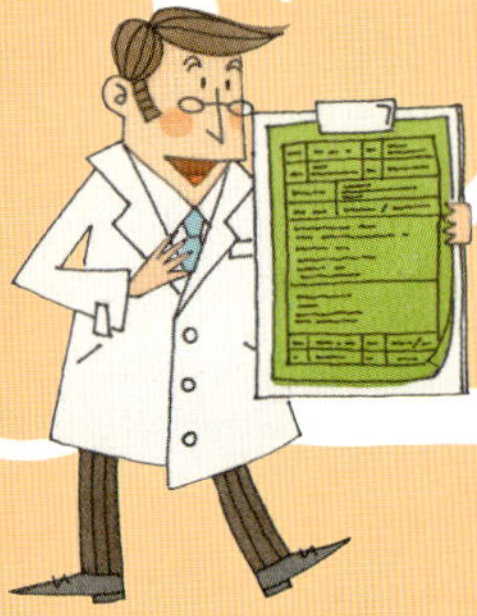

간암이란 무엇인가?

간암은 간에서 발생하는 악성종양으로 가장 흔한 것은 간세포암이고, 그 외에 간 내 담관암, 간모세포종, 담관낭선암, 혈관육종 등이 있다.

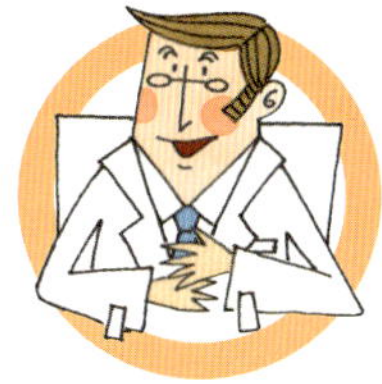

간암이란 간에서 악성종양(암세포 덩어리), 즉 암이 발생한 것을 말하며, 처음부터 간에서 암이 생긴 경우와 우리 몸의 다른 부위에서 발생한 암이 간으로 전이되어 생기는 경우가 있다. 처음부터 간에서 발생한 암을 원발성 간암이라고 하며, 다른 곳에서 전이되어 발생한 암을 속발성 간암, 혹은 전이성 간암이라고 한다.

원발성 간암은 간세포 자체에서 생기는 간세포암, 간 내 담도에서 생기는 간 내 담관암(담관 세포암) 및 간모세포종, 담관낭선암, 혈관육종 등으로 나눈다. 이중 가장 흔한 것이 간세포암으로 원발성 간암의 70%를 차지한다. 우리가 일반적으로 간암이라고 부르는 것이 바로 간세포암이다.

이러한 간암은 완치가 힘든데, 간경변(간경화)이 동반되는 경

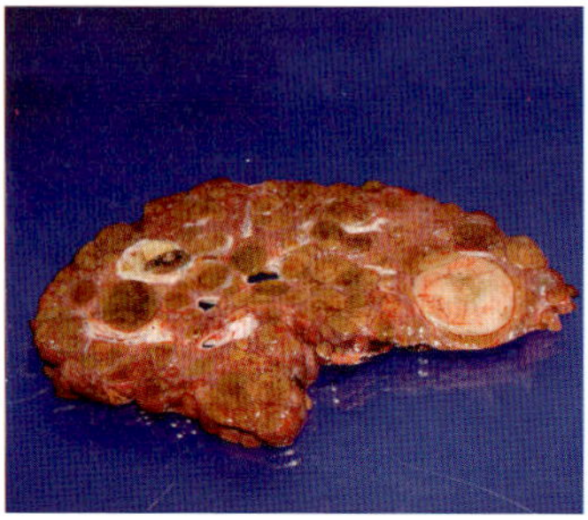

그림 6. 간경변증에 발생한 간암

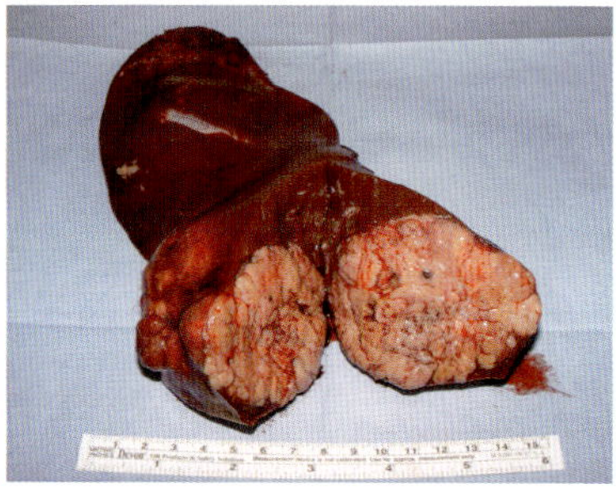

그림 7. 만성간염 환자에서 발생한 간암

우가 많기 때문에(그림 6) 수술로 치료할 수 있는 경우가 많지 않고, 수술로 간암을 절제하거나, 국소적 요법으로 치료한다 하더라도 남은 간 조직에서 간암이 발생할 위험이 여전히 높기 때문이다. 근치적 수술을 하면 재발률이 크게 낮아지는 다른 암과는 다르다.

또한 대부분의 암과는 달리 간암을 일으키는 뚜렷한 고위험군이 존재한다는 것도 간암의 특징이다. 간염바이러스가 그 주인공으로 간염바이러스는 간암을 일으키는 원인으로 밝혀져 있다(그림 7). 실제로 우리나라 간암 환자의 75~90% 이상이 B형 간염바이러스에 감염되어 양성 반응을 보인다.

그리고 간암은 일반적인 암의 치료법인 수술적 절제와 항암 치료 외에도 보조적으로 경동맥 색전술, 고주파 열치료, 에탄올 주입술 등 다양한 치료 방법들이 가능한 암이라는 면에서도 다른 암과 다르다.

Hospital Memo

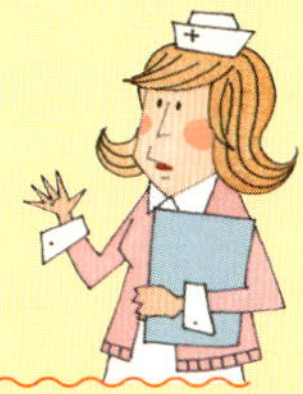

간에 생기는 여러 가지 종양(혹)들

간에 생기는 종양 중 가장 흔한 양성종양은 혈관종이다. 그 외에도 간세포선종, 담관선종, 담관낭선종, 담관성 유두종, 혈관내피종 등이 간에 발생할 수 있다.

원발성 악성종양으로 가장 흔한 것은 우리가 흔히 간암이라 부르는 간세포암이다. 그 외에도 간 내 담관암, 간모세포종, 담관낭선암, 혈관육종 등의 악성종양이 발생할 수 있다.

또한 간은 다른 장기에 있는 암이 가장 잘 전이되는 장기 중 하나이기 때문에 전이암이 드물지 않다.

03

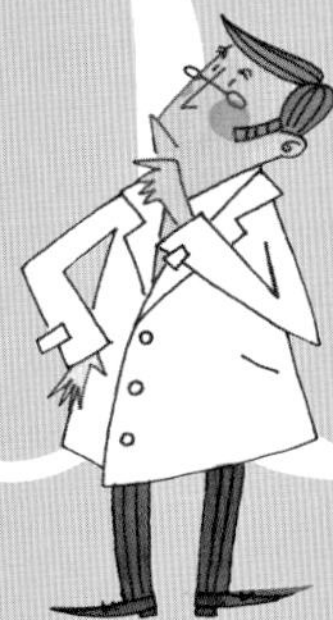

간암을 일으키는 위험 인자

B형 간염바이러스나 C형 간염바이러스의 감염, 간경변은 간암의 고위험 인자이다. 그외에 알코올(술), 흡연, 경구용 피임약과 아플라톡신 등이 원인이 되기도 한다.

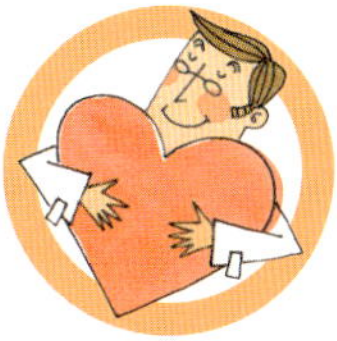

대부분의 암과 달리 간암은 간암을 불러일으키는 위험 인자가 밝혀져 있다. 그 대표적인 고위험 인자가 바로 B형 및 C형 간염바이러스이다. 전 세계적으로 이 두 가지 간염바이러스가 간암 발생의 가장 큰 원인이다. 특히 B형 간염바이러스에 감염되면 간암이 발생할 위험은 정상인보다 100배 높은 것으로 알려져 있다. 우리나라에서 C형 간염바이러스에 감염된 인구는 B형 간염바이러스의 경우보다 적지만 C형 간염바이러스에 감염되면 간암 발생률이 B형 간염바이러스보다 약 1.5배 더 높다.

알코올(술)과 흡연, 대사성 간질환이나 기타 다른 요인에 의한 간경변도 간암의 위험을 높인다. 간암 환자의 60% 이상이 간경변을 동반하고, 간암이 발생하기 전에 간경변이 먼저 일어나는 것으로 보아 간경변이 간암의 위험 인자임을 알 수 있다.

표 1. 원발성 간암 위험 인자들과 기여 위험도

위험 인자	기여 위험도(%)			
	서구	일본	아시아 및 아프리카	한국
B형 간염바이러스	22	20	60	66.7
C형 간염바이러스	60	63	20	–*
알코올	45	20	–	4.6
흡연	12	40	22	25.1
경구용 피임약	–	–	8	–
아플라톡신 B1	제한된 노출	제한된 노출	심각한 노출	–
기타	〈5	–	–	–

* : 미평가 항목

(출처 : 《간담췌외과학》, 2005)

또한 경구용 피임약과 진균(곰팡이균)의 독소인 아플라톡신 등도 간암을 유발할 수 있는 것으로 알려져 있다.

간내 기생충과 담석, 원발성 경화성 담관염 등은 간내 담관암의 원인이다(표 1).

이 중 간암의 고위험 인자인 B형 간염바이러스, C형 간염바이러스, 간경변에 대해 더 자세히 알아보자.

B형 간염바이러스

혈액에서 B형 간염바이러스의 S항원이 발견되면 B형 간염바이러스 감염으로 진단한다. 우리나라 사람들은 1980년대에는 S항원의 양성률은 6.6~8.6% 정도로 보고되었으나 점점 줄어들어서 1990년대에 들어서는 5.7%로, 2008년도에는 3.0%로 줄어들었다.

만성간염 및 간경변증 환자의 73%, 간암 환자의 79% 환자들에게서 B형 간염바이러스 감염이 발견되었다. 그래서 우리나라는 아직도 B형 간염바이러스의 감염이 만성 간질환의 가장 주요한 원인이 된다.

B형 간염바이러스는 주로 혈액과 체액(정액, 질의 분비물, 모유, 눈물, 침, 상처의 진물 등)을 통해 전염된다. 따라서 B형 간염 항체가 없는 사람이 B형 간염 환자나 보균자의 혈액과 접촉하거나 성교를 하는 경우 B형 간염바이러스에 감염될 확률이 크다.

급성 B형 간염의 증상은 일반적인 간염과 마찬가지로 쉽게 피곤하거나 열이 나며, 오른쪽 갈비뼈 아래에 약간의 통증을 느끼거나 입맛이 없고, 구역질이 나거나 토하며 근육통 또는 관절통 등 비특이적인 증상으로 나타나므로 이를 간염 증상으로 느끼지 못하거나 무시하고 지나치는 경우가 많다.

그러나 일부 환자는 피부나 눈이 노랗게 변하는 황달이 나타나고 이로 인해 소변 색깔이 진해진다. 이러한 간염은 대체로 수개월이 지나면 자연스럽게 몸속에 B형 간염바이러스에 대한 항체가 생겨 회복된다. 또한 완치된 B형 간염은 우리 몸의 면역

성에 의해 재발하지 않는다. 성인들이 B형 간염에 걸리면 대부분 이와 같이 급성간염의 형태로 발병이 되고 치유되면 별 문제가 없으며, 만성간염으로 진행하는 경우는 거의 없다.

만성간염은 주로 소아가 B형 간염에 감염되었을 때 발생한다. 어머니가 B형 간염 환자일 경우, 출산 시 산모가 흘리는 혈액이나 산후 아기와의 긴밀한 접촉으로 인해 아기에게 감염될 가능성이 크다. 우리나라 만성 B형 간염 환자의 대부분은 이 시기에 감염되는데, 어릴 때 B형 간염에 감염되면 90% 정도가 보균자가 된다. 최근 국가 차원에서 B형 간염바이러스에 감염된 산모에게서 태어난 신생아에게 예방주사 접종을 시행하고, 면역항체를 투여하여, 젊은 연령에서의 감염률이 0.2%로 줄어들었다.

그러나 이렇게 예방법을 실시하는데도 B형 간염바이러스가 있는 산모로부터 출산한 아기의 4% 정도가 간염바이러스에 감염된다.

이렇게 초기 감염이 어머니에게서 감염된 수직 전파는 대부분 증상이 없고 만성화하는데, 몇 가지 단계를 거쳐 만성간염으로 진행한다. 크게 증식기, 비증식기로 나누고 증식기는 다시 면역 관용기, 면역 제거기로 나뉜다.

처음에 B형 간염에 감염되면 바이러스 증식이 많이 되지만 간세포에는 손상을 주지 않는 면역 관용기로 약 20~30년 지속이 된다. 이때 환자의 증상은 거의 없으며, 정상 간 기능을 유지한다.

이 시기가 지나면 면역 제거기가 되는데 간에 손상이 오고 임상적으로는 간염이 수 차례에 걸쳐 악화되어 간 기능 수치도 그에 따라 올라가고 내려가기를 반복한다. 이 기간에는 B형 간염바이러스로에 감염된 간세포가 파괴되어 없어진다.

이 시기가 지나면 비증식기로 넘어간다. 바이러스는 더 이상 증식이 안 되고 간세포도 파괴되지 않아 간 기능도 정상인 B형 간염바이러스 보유자가 된다. 만약 이 시기에 간경변증까지 진행하지 않으면 간 기능이 잘 보존되어 비활성 상태로 남는다.

그러나 이 시기에 다시 B형 간염바이러스가 증식을 시작하면 B형 간염이 활동성 상태가 되어 간 기능부전이나 다른 간경변증의 합병증을 유발한다(그림 8).

B형 간염바이러스는 사람의 간세포로 침입하여 간접적으로는 염증을 일으키거나 재생과정에서 간세포암이 발생하거나 직접적으로 간세포 유전자에 끼어들어가거나 B형 간염 관련 단백질 자체가 암 발생을 유도한다고 알려져 있다. 이런 현상은 바이러스 증식이 없는 상태에서도 계속될 수 있어 결국 시간이 지남에 따라 간세포암의 발생 위험이 증가한다.

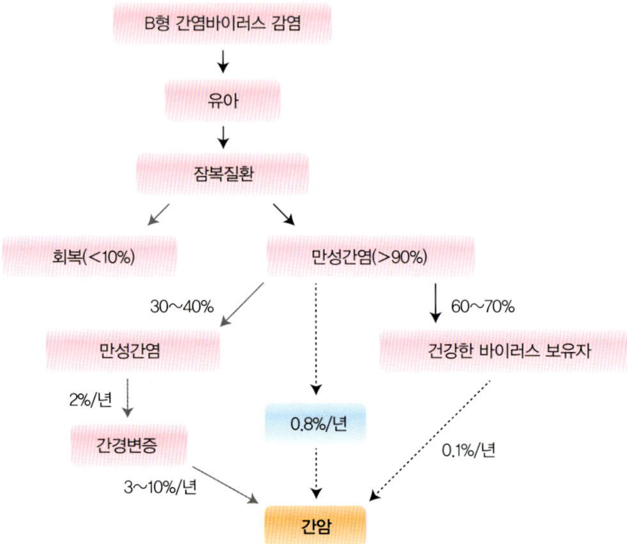

그림 8. 유아기에 B형 간염바이러스에 감염된 환자의 자연경과

표 2. 누적 발생률

질환	누적 발생률	5년	10년	15년	20년
만성 B형 간염	간경변증 발생률	9%	23%	38%	48%
	생존율	97%	89%	74%	71%
	간암 발생률	3%	12%	26%	
B형 간염으로 인한 간경변증	생존율	69%	60%	47%	
	간암 발생률	13%	26%	45%	

만성 B형 간염 환자가 간경변증으로 진행될 확률은 5년에 9%, 10년에 23%, 15년에 38%, 20년에 48%이다. 만성 B형 간염 환자가 간암으로 진행할 확률은 5년에 3%, 10년에 12%, 15년에 26%이다(표 2).

일단 간경변증이 발생하면 5년 생존율이 69%, 10년 생존율이 60%, 15년 생존율이 47%이고, 간경변증에서 간암이 발생하는 확률은 5년에 13%, 10년에 26%, 15년에 45%로 간경변증이 발생하면 간암 발생의 빈도가 높아진다.

C형 간염바이러스

C형 간염바이러스는 우리나라에서 B형 간염바이러스 및 알코올(술)에 이어 세 번째로 만성간염과 간암을 유발하는 원인이다. C형 간염바이러스는 과거에는 주로 수혈에 의해 감염되었으나 수혈 혈액에 대하여 C형 간염 검사가 보편화된 이후에는 수혈 혈액을 통한 C형 간염바이러스의 전파가 일어나는 경우는 드물다. 최근에는 일부 비위생적인 침 시술이나 피어싱, 주삿바늘 공유 및 성관계로 인한 감염이 대부분으로 혈액투석 환자, 혈우병 환자, 약물 중독자 등에서 높은 빈도로 발견된다.

B형 간염바이러스에 감염됐을 때와 마찬가지로 C형 간염

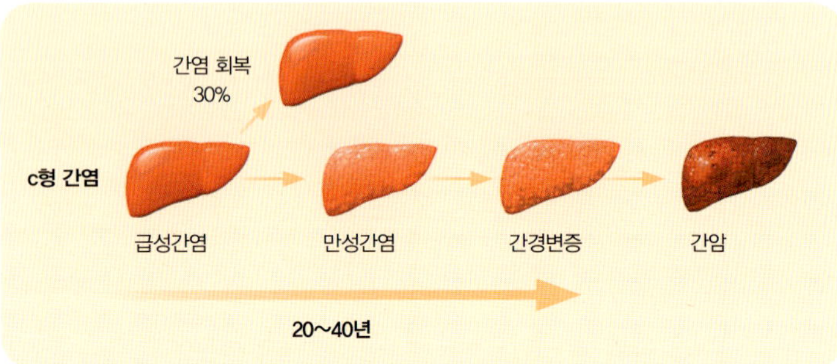

그림 9. C형 간염이 간암으로 진행하는 과정

바이러스에 감염되었을 때에도 거의 대부분 증상을 느끼지 못한다. 하지만 일부 환자는 진한 소변을 보거나 피로, 구토, 독감과 비슷한 증상, 피부와 눈이 노랗게 되거나 소변이 진해지고 피로와 구토 등의 증상이 나타나기도 한다. 무려 55%가 만성 C형 간염으로 진행되며, 그중 다시 25%의 환자가 10~40년 사이에 간경변증을 일으키고, 간경변증은 간암으로 발전하기 쉽다(그림 9).

조사된 바로는 우리나라 사람들이 C형 간염바이러스에 감염된 비율은 40세 이상의 국민에서 1.25%고, 간암 환자 중 17%가 C형 간염바이러스에 의해 발생한 것으로 나타났다. 감염된 사람의 비율에 비해 간암 발생률이 높다.

간경변

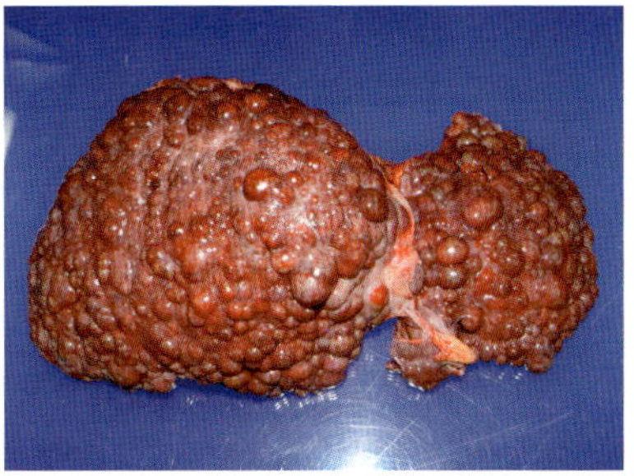
그림 10. 간경변

간경변증은 간이 고무 타이어처럼 단단하게 굳어지는 병으로 알코올성 간경변증, 괴사후성 간경변증, 담즙성 간견병증 등이 있다(그림 10). 이 중 우리나라 사람들에게 가장 많이 나타나는 간경변증은 괴사후성 간경변증으로 만성간염이 오래되면 발생한다.

문제는 지방간이나 간염은 정상 간으로 회복될 수 있지만, 간경변증이 되면 간세포가 괴사되어 간이 섬유화 변성을 일으켜서 간이 굳어 버리므로 정상으로 복원될 수 없다. 이로 인해 간암은 물론 많은 합병증이 유발된다. 특히 간 섬유화로 인해 문맥 혈류가 간으로 원활히 유입되지 못하면서 문맥압 항진증이 나타나고, 이 때문에 복수·간성뇌증·정맥류 출혈 등의 합병증이 나타난다. 합병증이 반복되면 간이식이 유일한 치료 방법이다.

초기에는 증상이 거의 나타나지 않는다. 간은 15~20%만 있어도 최소한 생존에 필요한 대사 작용을 해내는 장기이기 때문에 대부분의 사람들은 간경변증이 한참 진행될 때까지 증상을 느끼기 어렵다. 하지만 간경변증이 진행하면서 전신 쇠약감, 근육 쇠퇴, 체중 감소가 나타날 수 있으며, 복부팽만감, 성욕감퇴, 월경불순, 잦은 출혈(양치질 시 출혈, 코피)과 멍, 관절통, 오한이 동반되지 않는 미열, 황달, 부종, 체모의 소실, 여성형 유방 등을 호소하기도 한다. 또한 간경변으로 인한 문맥압 항진증에 의한 합병증이 나타나면 복부 피하 혈관의 확장, 토혈, 간성뇌증에 의한 의식 저하, 혼수 등이 나타날 수 있다.

이러한 간경변증은 간암 발생을 높인다. 매년 약 3%의 간경변증 환자가 간암 환자로 발전하며, 간경변증 환자의 약 30~50%가 결국 간암 환자로 발전하는 것으로 보고되고 있다(그림 11).

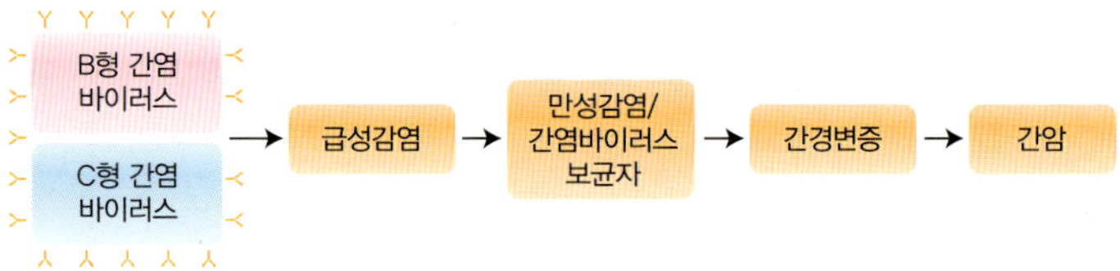

그림 11. B형·C형 간염바이러스로 인한 간암의 발생 단계

Hospital Memo

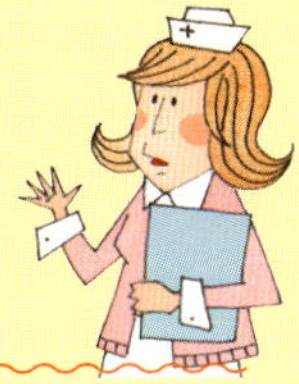

우리 몸에서 간이 하는 일

간의 기능은 크게 네 가지가 있다.

첫째, 우리 몸의 에너지 대사를 조절한다. 위·소장·대장으로 흡수된 영양분은 간에서 대사 과정을 거치며 우리 몸에 필요한 성분으로 만들어진 뒤 에너지원으로 공급된다. 또한 여분의 양분은 간에 저장되어 필요한 경우에 사용된다.

간은 혈중 포도당이 인슐린에 의해 일시적으로 저장되는 주된 공간이다. 식사 뒤 에너지원으로 쓰이고 남은 포도당은 글리코겐 형태로 간에 저장되었다가, 공복 상태에서 글리코겐이 다시 포도당으로 전환되어 사용된다. 이러한 과정을 통해 간은 혈중 포도당의 농도를 일정하게 유지하도록 만든다. 따라서 간경변이 심한 경우에는 간 기능 장애로 인해 공복 시는 저혈당, 식사 직후에는 고혈당이 나타날 수도 있다.

또한 간은 장에서 흡수된 지방도 에너지원으로 전환시켜 주고, 글리코겐으로 저장하고 남은 여분의 포도당은 트리글리세라이드로 전환시켜 지방 조직에 저장할 수 있게 한다.

둘째, 우리 몸에 필요한 많은 양의 단백질과 효소, 비타민 등을 합성한다. 혈액 중 중요한 단백질인 알부민과 각종 혈액 응고 인자들도 간에서 생성된다. 때문에 간경변에 걸리면 저알부민혈증이 나타나고 잦은 출혈이 있다.

또한 간에서는 하루에 1,500ml의 담즙을 생산한다. 담즙의 주성분인 담즙산은 장내 지방 흡수를 촉진하는 역할을 한다.

셋째, 우리 몸에 해로운 영향을 미치는 여러 가지 물질들의 해독 작용에 관여한다. 단백질 대사의 부산물로 나타나는 암모니아, 적혈구가 파괴될 때 나오는 빌리루빈 등은 인체에 해가 된다. 간은 이러한 물질들을 분비가 쉬운 형태로 전환하여 체내 밖으로 배출시킨다. 우리가 섭취한 발암 물질이나 독성 물질 등도 간 대사를 통해 몸 밖으로 배출된다.

넷째, 인체에 중요한 방어 기전의 한 축을 담당한다. 장에는 인체에 유해한 세균들이 많다. 이들은 장에서 흡수되어 문맥 혈류를 따라 간에 도달한다. 그러면 간의 특수한 세포들이 이들을 포식하여 제거한다.

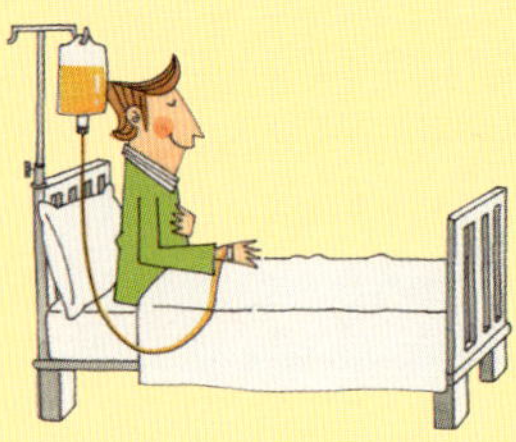

Hospital Memo

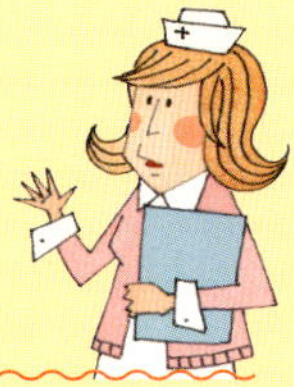

비만과 간암의 관계

비만은 지방간을 일으키고, 지방간이 오래 지속되면 간경변으로 이어져 간암이 발생할 수 있다. 그러나 비만 자체가 간암의 직접적인 위험인자는 아니다. 오히려 글리코겐증, 윌슨병, 혈색소증, 포르피린증, 타이로신혈증, a1 항트립신혈증 등의 대사성 질환들이 간에 만성적인 질환을 일으킴으로써 간암의 발생률을 높인다.

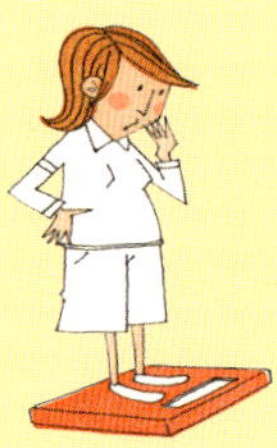

04

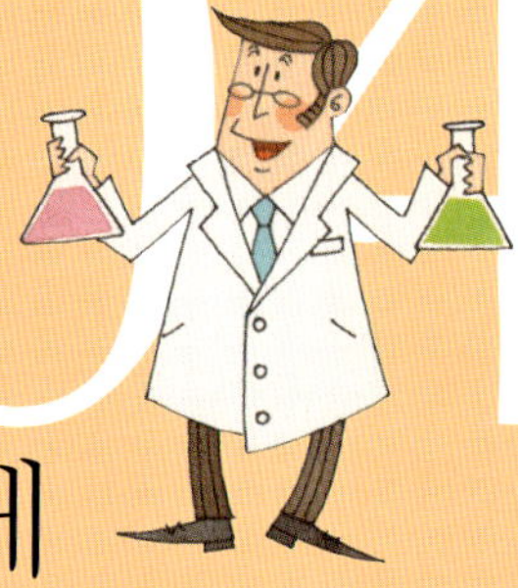

증상이 너무 늦게 나타나는 간암

병원을 처음 방문하는 간암 환자가 복통, 피로감, 복부 팽만감 및 식욕 부진 등을 보이면, 이미 병기가 진행된 경우가 많다.

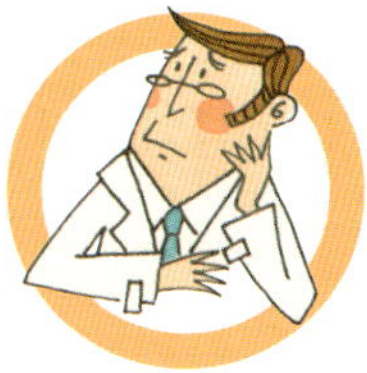

앞에서 말했듯이 간은 침묵의 장기다. 간은 어지간히 아파서는 아프다는 신호를 보내지 않는다. 그건 암에 걸려서도 마찬가지다. 암으로 인해 간세포가 하나둘 죽어가도 병기가 상당히 진행되기 전까지는 특별히 눈에 띄는 증상을 보이지 않는다. 때문에 사람들은 간암이 발생한 것도 모른 채 일상생활을 지속하다 심각한 지경에 이르러서야 병원을 찾는 경우가 많다.

이처럼 간암의 증상은 초기 간암에는 거의 없다고 보는 것이 옳다. 간암의 여러 증상이 나타났다면 이미 병기가 진행된 경우가 대부분이다. 이때 진행된 간암에서 나타나는 증상은 간경변 증상과 흡사하다. 복통, 피로감, 복부 팽만감 및 식욕 부진 등이 있으며 진찰을 해보면 간종대, 복부종괴, 복수, 황달 등이 관찰된다.

Hospital Memo

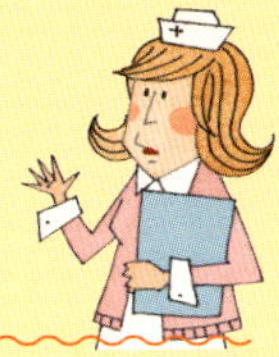

한국인이 간암에 잘 걸리는 이유

우리나라 사람들이 간암에 잘 걸리는 이유는 간암의 가장 강력한 위험 인자인 B형 간염바이러스의 보유율이 높기 때문이다. 1990년대 중반까지 우리나라 전체 인구의 10~15%가 B형 간염 보유자일 정도로 감염률이 높았다.

다행히 현재는 1980년대 초부터 접종하기 시작한 B형 간염 백신과 면역글로불린의 투여 덕분에 5~6% 이하로 B형 간염바이러스의 보균자 비율이 떨어졌다. 이러한 추세로 간다면 앞으로는 B형 간염 보균자 비율이 더욱 낮아져 B형 간염에 의한 간암 발생은 크게 줄어들 것이다. B형 간염 예방접종이 일반화된 덕이다.

하지만 아직은 B형 간염바이러스 감염에 대해 안심해서는 안 된다. 현재 B형 간염바이러스의 보균자 비율이 줄어들고 있는 것은 사실이지만 우리나라는 여전히 B형 간염바이러스의 만연 지역이기 때문이다. 그 증거로 20세 이상 성인 중 50% 넘는 사람들이 B형 간염바이러스가 몸 안에 들어왔던 흔적이 있었다.

실제로 우리나라 간암 환자의 70%가 B형 간염바이러스에 감염되었다는 사실을 생각하면 B형 간염 보균자 비율이 낮아졌다고는 하지만 여전히 한국인이 간암에 잘 걸리는 이면에는 B형 간염바이러스가 도사리고 있음을 알 수 있다.

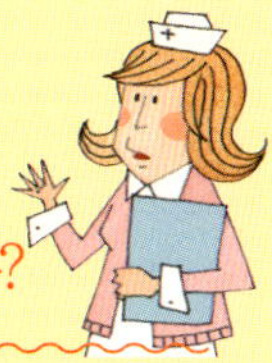

여성보다 남성이 간암에 잘 걸리는 이유는?

우리나라에서 간암을 일으키는 가장 큰 원인인 B형 간염바이러스 보유율에서 남녀 간의 차이는 크지 않다. 그럼에도 간암(간세포암) 발생의 남녀비는 3～5 : 1 정도로, 남성이 여성에 비해 3～5배 정도 많이 간암에 걸린다.

그 이유는 B형 간염바이러스 외에 흡연, 알코올(술) 등 다른 암 발생 원인에 대한 노출이 남성 쪽에 많고, 그 노출 정도가 높기 때문이다. 성호르몬의 차이 등도 남성의 간암 발생률을 높이는 데 기여하는 것으로 생각한다. 하지만 아직 정확한 이유는 밝혀지지 않았다.

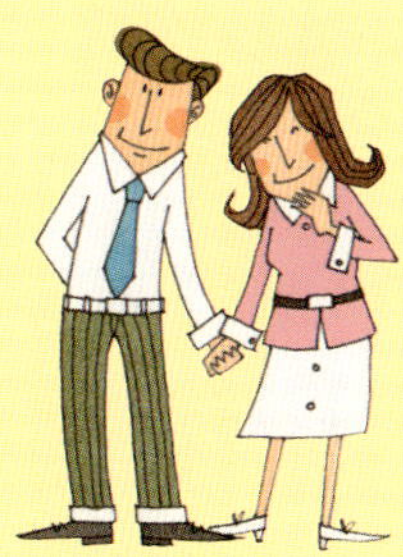

05

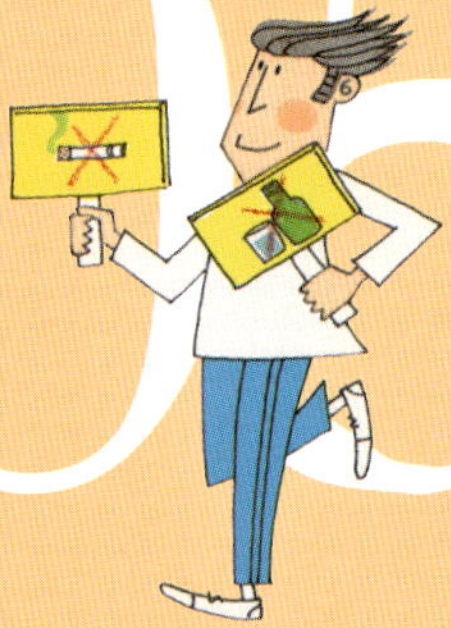

간암 예방법은?

간암을 예방하기 위해서는 B형 간염바이러스나 C형 간염바이러스에 감염되지 않도록 주의하는 것이 중요하다. 만성간염 환자는 규칙적인 생활을 해야 하며 정기적으로 의사와 상담하면서 관리를 해야 한다.

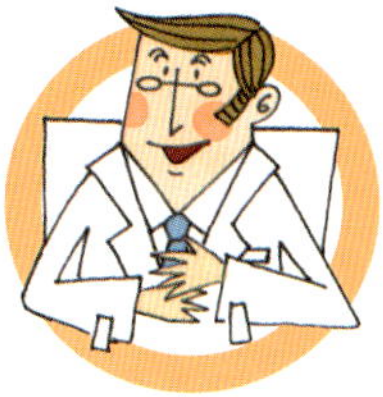

무엇 무엇만 피하면 간암에 안 걸린다, 혹은 무엇 무엇만 안 먹으면 간암에 안 걸린다, 이렇다면 얼마나 좋을까? 그러나 인간의 몸은 참으로 복잡하여 몇 가지 유의사항을 지킨다고 질병에서 완전히 자유로워질 수는 없다.

질병 자체가 하나의 원인으로 인한 것이 아니라 여러 가지 외부 요인과 내부 요인이 복합적으로 작용하여 발생하는 것이기 때문이다. 간암 역시 마찬가지다. 간암을 완전하게 예방할 수 있는 방법은 없다. 단지 예방으로 간암이 발생할 수 있는 가능성을 낮출 수 있을 뿐이다.

그래서 예방은 무척 중요하다. 예방을 할 경우와 하지 않을 경우의 간암 발생률은 분명 차이가 있기 때문이다. 특히 간암은 다른 암에 비해 위험 인자가 확실히 밝혀졌기 때문에 이 위험 인자를 제거하고 잘 관리하면 간암의 위험에서 훨씬 멀어질 수 있다.

이러한 면에서 간암의 최대 위험 인자인 B형 간염바이러스와 C형 간염바이러스에 감염되지 않도록 하는 것이 매우 중요하다. 그러므로 이를 위해서는 B형 간염바이러스가 몸에 들어오기 전에 예방접종을 하는 것이 좋다. 접종을 통해 항체가 형성되면 B형 간염에 걸리지 않아 간암 발생의 걱정이 줄어든다.

특히 B형 간염바이러스 보유 산모에게서 태어난 아기에게는 출산 즉시 B형 간염백신과 면역글로불린을 투여해야 한다. 그렇게 하지 않으면 B형 간염 보균자가 될 가능성이 매우 높기 때문이다. 참고로 B형 간염에 대한 예방접종은 보통 3회에 걸쳐 이루어진다.

또한 성인들은 B형 간염바이러스에 대한 항체가 이미 형성되어 있는 사람들도 있는데 이런 사람들은 예방접종을 하지 않아도 된다.

하지만 B형 간염바이러스와 달리 C형 간염바이러스는 아직 백신이 개발되지 않아 예방접종을 할 수 없다.

C형 간염바이러스는 혈액을 통해 감염되므로 남이 사용한 주사기를 사용하지 말고, 칫솔이나 면도기 역시 타인과 공유하지 않아야 한다. 당연히 감염된 사람이나 보균자와의 성적인 접

축도 피해야 한다. 약물 남용도 감염의 위험을 높이므로 삼간다.

그리고 B형 간염바이러스와 C형 간염바이러스에 의한 만성간염 환자는 간경변증으로 진행되다가 간암 발생의 위험까지 높아진다. 만성간염이 간경변증으로 진행되는 것을 막으려면 반드시 금주와 금연을 실천하고 적당한 휴식을 취하며 영양가 있고 소화가 잘되는 음식을 섭취하도록 한다. 과로와 중노동은 피해야 하지만, 적절한 체중을 유지하기 위해서는 적당한 운동이 필요하다. 간염이 악화할 때에는 경우에 따라 항바이러스제 등으로 치료할 수도 있다.

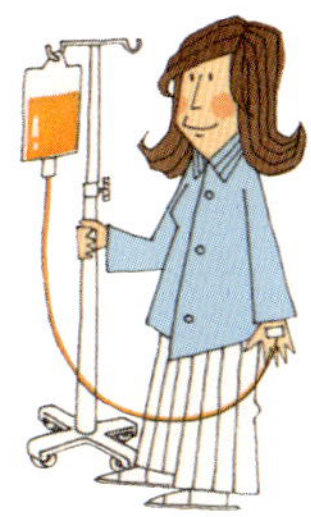

Hospital Memo

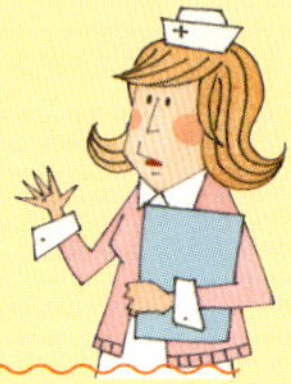

지방간과 암

간에 생기는 대표적인 질병 중 하나인 지방간은 중성지방인 '트리글리세라이드'가 간세포에 침착되어 나타난다. 일반적으로 지방이 전체 간 중량의 5% 이상을 차지하는 경우를 지방간이라고 한다(그림 12).

지방간의 원인은 비만, 고지혈증, 장기간의 경정맥 영양공급, 당뇨병 등이다. 다량의 알코올 섭취와 장기간의 기아도 지방간의 원인이 된다. 다행히 지방간은 대부분 금주 및 체중 감량 등 발생 원인을 제거하면 호전된다. 하지만 심한 경우엔 염증 세포가 침착되고 간세포가 괴사되면서 지방성 간염이 발생하기도 한다. 또한 장기간 계속되면 간의 섬유화가 나타나면서 간경변으로 진행하기도 한다.

특히 만성적인 알코올성 지방간 중 10~35%에서 간염이 발생하고, 8~20%에서 간암의 위험 인자인 간경변증이 발생하는 것으로 보고되었다. 따라서 지방간이라면 빨리 원인을 제거하여 간의 지방 수치를 낮추어야 한다. 지방간을 방치해서 간경변증으로 진행되어 손상된 간은 호전되지 않으며, 이로 인해 간암으로 발전할 가능성이 높아진다.

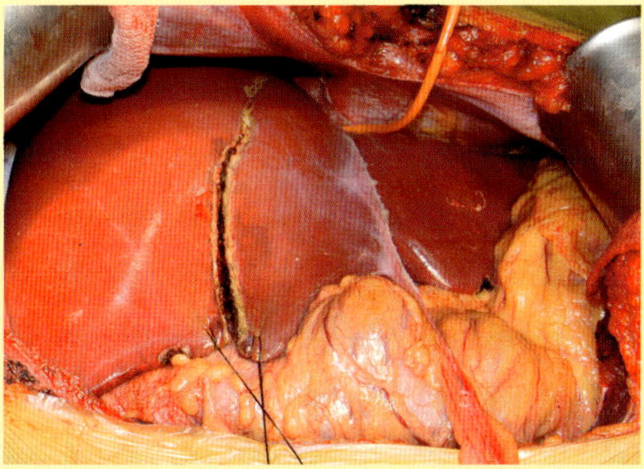

그림 12. 지방간 환자의 간 절제 사진 : 간이 약간 부어 있으면서 지방이 많아 노랗게 보인다.

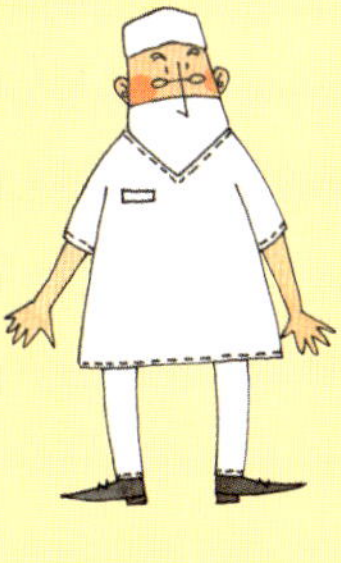

06

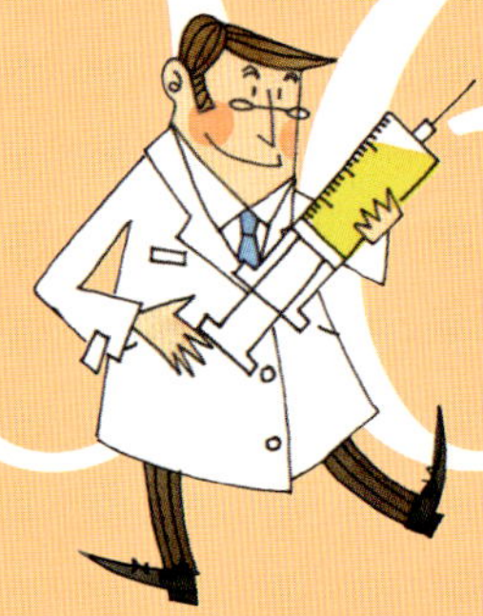

간암을 조기에 발견하는 정기검진

B형 간염바이러스와 C형 간염바이러스의 만성보균자, 간경변증을 가진 간암의 고위험군 환자들은 정기적으로 3~6개월마다 진료를 받고 간 초음파검사와 알파태아단백 검사를 받아야 한다.

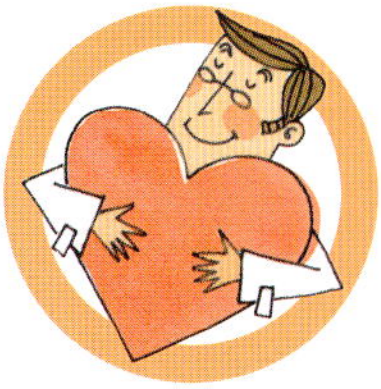

어느 암이나 마찬가지겠지만 특히 간암은 조기 발견이 중요하다. 장기의 특성상 검사 등을 통해 조기에 발견하지 않고 이상 증상을 느낀 뒤 병원을 찾은 경우, 대부분 간암이 상당히 진행된 상태라 치료에 어려움이 많을 뿐 아니라 수술 등의 치료 후에도 예후가 상당히 나쁘기 때문이다.

물론 조기에 발견되지 않았다고 간암에 걸린 모든 사람들의 예후가 반드시 나쁜 것은 아니다. 의외로 치료도 잘되고 예후가 좋은 경우도 있다. 하지만 그렇지 않은 경우에 비해 그 수가 적다. 따라서 간암의 생존율을 높이려면 반드시 조기에 발견하는 것이 좋다.

그렇다면 간암을 조기에 발견하려면 어떻게 해야 할까?

증상만으로 조기에 발견하기는 거의 불가능한 만큼 정기

검진을 통해 발견하는 수밖에 없다.

다행히 간암은 정상인에게서는 거의 발생하지 않는다. 때문에 모든 사람이 정기검진을 자주 받을 필요는 없다. 반면에 간암의 고위험군에 속하는 사람은 반드시 정기검진을 받아야 한다.

간암의 고위험군이란 B형 간염바이러스와 C형 간염바이러스의 만성 보균자, 간경변증을 가진 환자를 말한다. 대부분의 간암은 이들에게서 발생한다. 따라서 이러한 고위험군에 속한 사람들은 각자의 질병을 잘 관리하여 간암으로 진행되는 것을 예방하고 정기검진을 제대로 시행하면 간암을 조기에 진단할 수 있다. 이렇게 함으로써 간암에 의한 사망률을 크게 낮출 수 있다.

간암의 조기 발견을 위한 정기검진에 주로 사용되는 방법은 비교적 민감도와 특이도가 높은 검사인 알파태아단백 검사와 간 초음파검사이다.

고위험군에 속한 사람들은 이러한 검사를 3~6개월에 한 번씩 정기적으로 검진하도록 한다. 3~6개월이 힘들다면 B형 간염 보균자는 적어도 1년에 1회, 만성 B형 혹은 만성 C형 간염 환자는 6개월에 1회는 꼭 정기검진을 받아야 한다. 간경변증 환자는 2~3개월에 1회씩 정기적으로 검사받아야 한다.

참고로 일반인들이 대표적인 간암의 조기 진단법으로 생각하는 간 기능 검사로는 조기에 간암을 발견하는 것이 쉽지 않다. 간이라는 장기는 특성상 간세포의 70~80%가 파괴될 때까지 간 기능 검사가 정상 수치를 나타내는 경우가 상당수 있기 때문이다. 그래서 간 기능 검사의 20% 정도는 암이 있어도 발견하지 못한다.

따라서 고위험군에 속하는 사람들은 직장의 건강검진 결과에 나오는 간 기능 검사만을 믿고 알파태아단백 검사와 정기적인 간 초음파검사를 소홀히 해서는 안 된다.

또한 고위험군에 속한 사람이 아니더라도 가족 중에 간암, 간염, 간경변증을 앓은 사람이 있는 사람, 과거에 급성 간질환을 앓았던 사람, 10여 년 이상 지속적으로 술을 마신 사람 등도 다른 사람보다 간암 발생의 위험이 높으므로 정기검진을 받는 것이 좋다.

알파태아단백 검사

알파태아단백은 태아의 간조직이나, 난황낭, 태아의 위장관에서 만들어지는 단백질이다. 이 단백질은 태아 때 생겼다가 출산 뒤 성장하면서 급속히 없어지고, 정상적인 성인은 만들어

내지 않는다. 따라서 정상적인 성인이라면 혈액 속에서 검출되지 않거나 조금 있을 뿐이다.

단, 임신을 한 경우와 간질환이나 암이 발생한 경우에는 성인이라 할지라도 알파태아단백의 수치가 높아진다.

특히 간암 환자라면 알파태아단백의 수치가 급격히 상승한다. 반면 간암을 치료하여 암이 줄어들거나 완전히 사라지면 이 수치도 낮아지거나 사라진다.

이러한 점을 이용하여 간암의 발생 여부와 치료 정도, 재발 여부 등의 판정에 알파태아단백 검사를 이용한다. 검사 방법은 혈액을 채취하여 혈청 내의 알파태아단백의 수치를 측정하는 것이다. 검사 결과 알파태아단백의 수치가 20ng/ml 이하이면 정상이고, 400ng/ml 이상이면 간암이 강하게 의심된다.

그러나 임신 중이거나, 간염이나 간질환이 있는 경우에도 수치가 상승할 수 있으므로 판단에 주의해야 한다. 또한 간암이 발생했다 해도 간암 크기가 작으면 알파태아단백의 수치가 그리 높지 않게 나타날 때도 있다.

그러므로 간 초음파검사를 동시에 해서 종합적으로 간암의 발생 여부를 판단하는 것이 좋다.

간 초음파검사

간 초음파검사는 간에 암세포가 있으면 정상일 때와 달리 초음파가 균일하게 되돌아오지 않는다는 점을 이용한 진단법이다. 영상 검사 중에서 가장 간편하며, 비용이 저렴하고 여러 번 시행해도 인체에 해가 없다.

종양의 크기나 개수, 기계의 종류와 방법, 검사하는 사람의 숙련도 등에 따라 정확성이 많이 달라질 수 있지만 대개 2cm 이하의 작은 암세포도 약 80%는 발견할 수 있다. 심지어 0.5cm의 작은 간암도 찾아낼 수 있다. 그러나 간경변증이 진행되어 간이 위축되고 간에 여러 결절이 생기면 초음파검사로 종양을 찾는 것도 한계가 있다.

또한 초음파검사에서 뭔가가 보인다고 무조건 간암이라고 할 수는 없으므로, 알파태아단백 검사를 동시에 시행하여 결과를 종합적으로 판단하고, 의심되는 것이 발견되었을 경우에는 전산화 단층촬영(CT), 자기 공명 영상(MRI) 등의 추가 검사를 통해 확진한다.

표 3. 간세포암의 진단

임상적 진단	조직학적 진단
• 위험 인자(HBV 양성, HCV 양성, 간경변증)가 있으면서,혈청 알파태아단백 ≥ 200ng/ml이면, 역동적 조영 증강 CT 또는 역동적 조영 증강 MRI 중 한 가지 이상에서 간세포암종에 합당한 소견을 보일 때 • 혈청 알파태아단백 < 200ng/ml이면, 영상 검사들 중 두 가지 이상에서 간세포암종에 합당한 소견을 보일 때 영상검사 : ① 역동적 조영증강 CT, ② 역동적 조영증강 MRI ③ 간동맥 혈관 조영술 • 단, 간경변증 환자의 2cm 이상 크기 종양은 역동적 조영 증강 CT 또는 역동적 조영 증강 MRI 중 한 가지 영상 검사에서 간세포암종에 합당한 소견이 있다면 혈청 알파태아단백 수치와 관련 없이 간세포암종으로 진단할 수 있다.	임상적 진단 조건에 해당하지 않거나 간세포암종의 비전형적인 영상 소견을 보일 때는 진단을 위해 조직 검사를 시행해야 한다.

알파태아단백 검사와 간 초음파검사로 간암 가능성이 발견되면 다른 검사를 하여 좀 더 확실히 간암의 발생 여부를 알아본다. 이 두 가지 검사로 간에 이상이 발견되었다 하더라도 꼭 간암이라 진단할 수 없기 때문이다. 이때 주로 이용되는 검사가 '다중 시기 나선식 CT' 검사와 '역동적 조영 증강 MRI' 검사다(표 3).

최근 발전된 MRI 검사는 일반 CT 검사로는 발견이 어려운 1cm 이하의 작은 간암을 진단하는 데 더 유리하다. 혈관종 같은 양성종양도 CT 검사보다 정확하게 구별해 낸다.

그러나 이런 장점이 있다고 MRI 검사를 처음부터 할 필요는 없다. 다른 검사 등을 통해서도 진단을 내리기가 확실하지 않아 MRI 검사가 꼭 필요하다고 전문의가 판단하고 권유할 때 하는 게 좋다.

CT 검사와 MRI 검사 외의 검사로는 '간동맥 조영술'이 있다. 이 검사는 혈관에 조영제를 주사하면서 X선을 찍어 나타나는 간의 혈관 모양 등으로 간암을 진단하는 방법이다. 간암은 주변 간조직에 비해 특이한 모양의 혈관 양상을 보이기 때문에 간동맥 조영술을 통해 간암을 진단할 수 있다. 하지만 이 검사는 특별한 경우가 아니면 진단 과정에서는 잘 사용하지 않는다.

전산화 단층촬영

흔히 'CT'라고 부른다. X선을 이용하여 얻어진 정보를 컴퓨터로 처리하여 인체의 단면 영상을 얻는 검사 방법이다. 이 검사를 하면 간 초음파검사에서는 잘 보이지 않았던 부분까지 볼 수 있어 작은 간암을 발견하는 데에 매우 효과적이다. 또한 촬영 시간 등을 조절하여 암이 발생한 부분의 상태까지 파악할 수 있어 치료 계획을 세우는 데 중요한 도움이 된다.

자기 공명 영상 촬영

흔히 'MRI'라고 부른다. 인체에 강력한 자기장을 투과시켜 단면 영상을 얻는 검사 방법이다. 최근 촬영 기술이 발전하고 여러 조영제를 사용함에 따라서 CT 검사보다 더 작은 암을 발견할 수 있을 뿐 아니라, 악성종양과 양성종양도 쉽게 구별할 수 있다.

과거와 달리 최근에는 MRI 검사에 대한 보험이 인정되어 점차 MRI 이용이 늘어나고 있다.

Hospital Memo

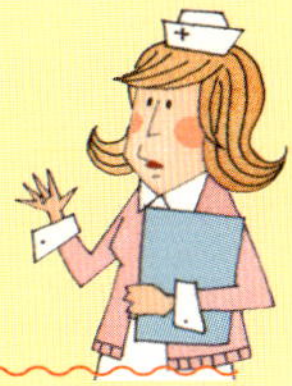

간암은 유전될까?

간암은 유전되는 암이 아니다. 우리나라에서 같은 가계에서 간암 환자가 유난히 많은 것은 유전 때문이 아니라 산모로부터 신생아에게 B형 간염바이러스가 수직으로 감염되는 경우가 많기 때문이다.
또한 집안에 간염바이러스 보균자가 있을 경우 바이러스에 감염될 확률이 많아, 결과적으로 한 가계에서 바이러스로 인한 간암 발생자가 여러 명 나올 수 있다. 이 때문에 간암을 유전되는 것으로 오해한다. 하지만 이는 B형 간염바이러스 감염 때문인 것이지 엄밀히 말해 유전이 아니다.

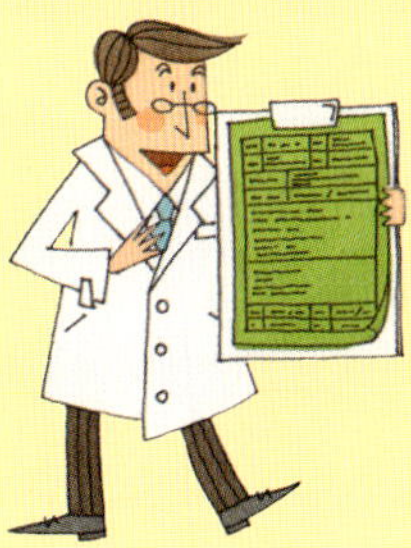

07

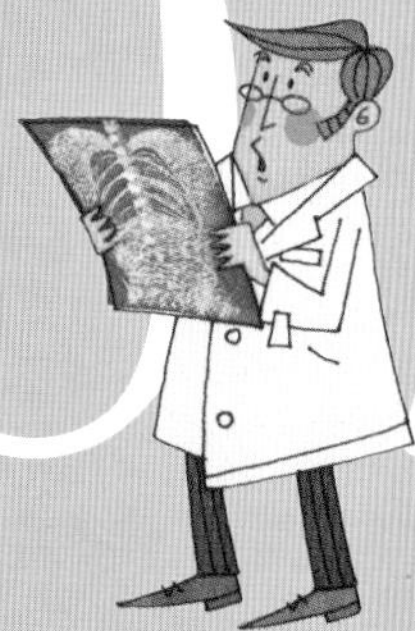

간암, 다른 암과 이것이 다르다

조직검사 없이 진단을 내릴 수 있는 간암은 간 내 전이가 많다. 남아 있는 간 기능에 따라서 치료 방법이 변경되기도 하고, 합병증 발생률이 달라질 수 있다.

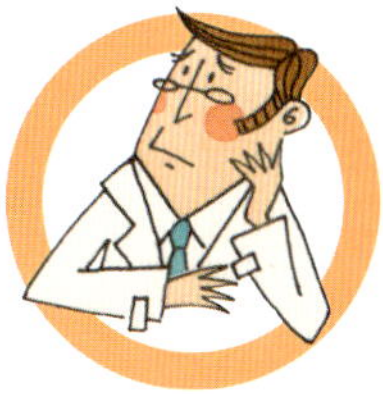

대부분의 다른 암은 치료 전에 조직 검사를 하는데, 간암은 특별한 경우가 아닌 이상 조직 검사를 하지 않는다. 이 외에도 간암은 다른 암과 몇 가지 다른 점이 있다.

우선 간암은 다른 암과 달리 간 내부의 혈관으로 암세포가 침범할 수 있다. 이 경우, 암 치료 뒤에도 재발 가능성이 매우 높다. 또한 간암은 드물긴 하지만 간 내부의 담관으로도 암세포가 침범하여 담도 내부를 막기도 한다. 간암에 의해 담도가 막히면 황달 증상이 나타날 수 있다.

간 외 장기로 전이되어 재발되는 경우보다 간 내에서 암이 재발하는 경우가 많다는 것도 간암의 특징이다. 한번 간암에 걸리면 수술로 암이 발생한 부분의 간을 절제한 후에도 절제 후 남은 간에서 또 다시 암이 발생하는 경우가 많다. 이는 혈관으로 전이된 간암이 간 내부의 다른 곳으로 전이를 잘하기 때문이다. 이처럼 간에서 간의 다른 부위로 전이되는 것을 '간 내 전이'라고 한다. 간 내 전이로 인해 간암 완치는 더욱 힘들어진다. 또한 간의 다른 부위에서 새로운 간암이 발생하는 경우도 많다.

치료를 할 때에 간암은 다른 암과는 다른 주의사항이 있다. 보통 암을 치료할 때에 가장 중요하게 생각하는 부분은 암세포의 제거이다. 그러나 간은 암세포의 제거와 더불어 수술 등의 치료 뒤 남게 될 간의 기능에 대해서도 심각하게 고려해야 한다. 간은 우리 몸에서 없어서는 안 될 매우 중요한 장기로, 간의 기능을 대체할 방법이 없기 때문이다.

암 세포를 다 제거해도 간경변 등이 너무 심해 간의 재생이 어려울뿐더러 회복이 어렵고, 제 기능을 할 수 없다고 판단되면 간이식을 고려한다.

마지막으로 모든 수술에는 합병증이 있게 마련이지만, 간암 수술 후에는 더욱 많은 합병증이 생길 위험이 도사리고 있다는 점도 다른 암과의 다른 점이다.

Hospital Memo

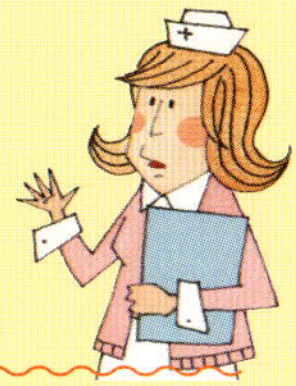

다른 암과는 다른 간암의 조직 검사

조직 검사란 암이 의심되는 조직의 일부를 채취하여 현미경으로 관찰한 뒤 암의 발생 여부를 확인하는 것이다.

예를 들어 위암의 조직 검사는 위암이 생긴 것으로 생각되는 위치에 있는 위의 일부분을 채취하여 조직 검사를 하고, 간암의 조직 검사는 간에서 암이 발생한 것으로 추정되는 간 일부를 채취하여 검사하는 것이다.

그러나 위암이나 대장암 등 대부분의 암은 치료 전에 반드시 조직 검사를 하는데, 이와 달리 간암은 대부분 조직 검사를 하지 않는다. 간암은 아주 특별한 경우를 제외하고는 CT 검사나 MRI 검사, 간동맥 조영술만으로도 암 진단이 가능하고, 조직 검사 시 출혈 등의 위험성이 높기 때문이다.

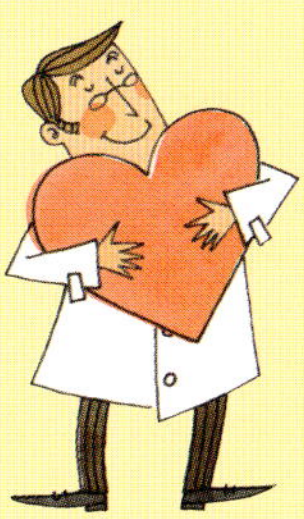

08

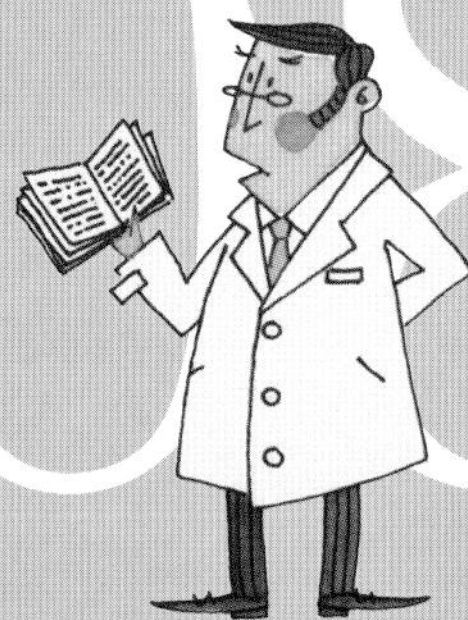

암의 크기와 진행 정도로 알아보는 간암의 병기

혈관 침범이나 종양의 크기 및 종양의 개수, 다른 장기로의 침범 유무 등에 따라서 병기를 나눈다.

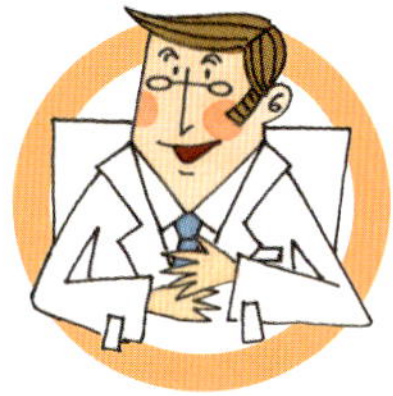

다른 암과 마찬가지로 간암의 병기 역시 1기, 2기, 3기, 4기로 나누며 암세포의 크기와 혈관이나 림프절, 다른 장기로의 전이 등을 종합한 진행 정도가 병기를 나누는 기준이 된다. 또한 수치가 높을수록 암이 많이 진행된 상태이다. 간암의 각 병기별 암의 진행 정도를 알아보면 표 4와 같다.

표 4. 변형된 UICC병기

단계	T	림프절 전이 개수	전신 전이 개수
I	T1	N0	M0
II	T2	N0	M0
III	T3	N0	M0
ⅣA	T4	N0	M0
	T1–3	N1	M0
ⅣB	T1–4	N0–N1	M1

	T1 (3/3)	T2 (2/3)	T3 (1/3)	T4 (0/3)

❶ 개수 하나
❷ 크기<2cm
❸ 혈관 침범(–)

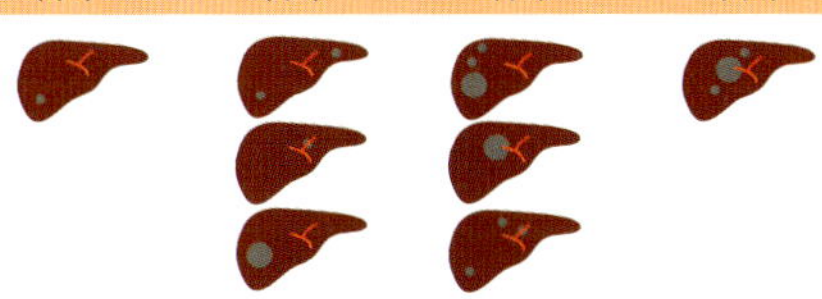

(출처 : ≪2009 간세포암종 진료 가이드라인≫, 대한간암연구회, 국립암센터, 2009)

Hospital Memo

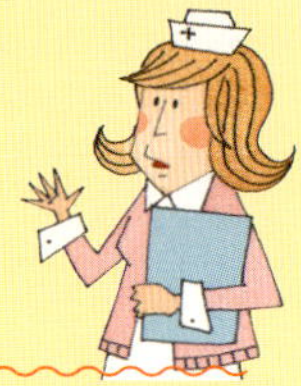

간암 수술의 성공 확률

간암 수술 뒤의 사망률은 1980년 이전에는 50%에 가까웠으나, 현재는 대부분의 센터에서 1% 정도로 보고하고 있다. 수술 직후 사망하는 환자의 대부분은 간부전으로 사망하게 된다.

따라서 수술 전에 철저하게 검사하여 수술이 가능한 환자를 잘 선정하는 것이 중요하다. 수술이 위험하다고 판단되면 수술 이외의 다른 치료법을 시도해야 한다.

참고로 우리나라의 간암 치료 기술은 세계 최고라 할 수 있으므로 환자와 가족들은 의료진을 믿고 따르는 것이 중요하다.

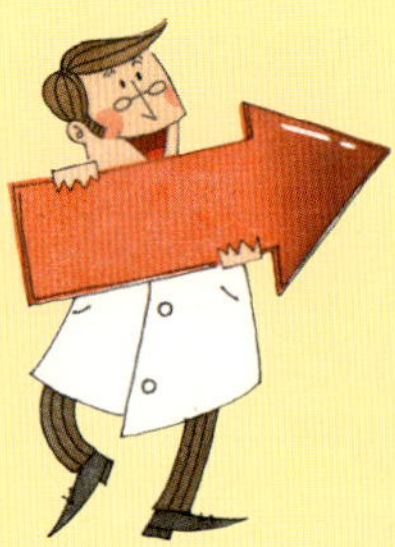

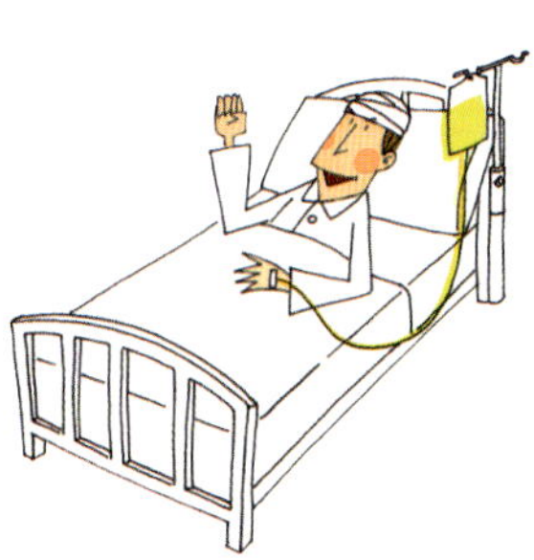

09

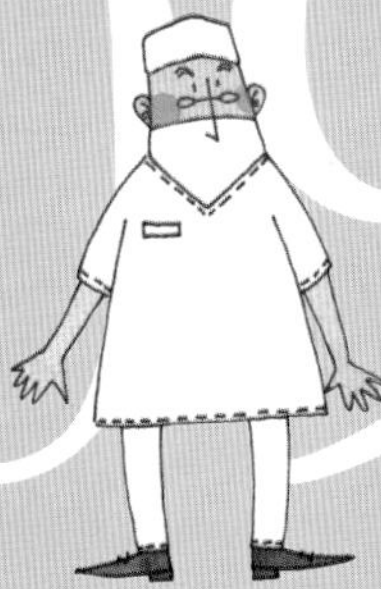

간암
치료 방법은 다르다

간암의 근치적 치료 방법으로는 수술 이외에도 고주파 열치료, 알코올 주입술 및 간이식이 있다. 그 외에는 경동맥 화학 색전술, 방사선치료나 항암 화학요법 등이 있다.

보통 수술, 항암 치료, 방사선치료가 암의 3대 기본 치료법이다. 그러나 간암은 조금 다르게 치료한다. 항암 치료와 방사선치료는 제한적으로 이용된다. 그 이유는 간암은 약물을 사용하는 항암 치료가 거의 효과가 없으며, 방사선치료는 간이 암에 효과를 보이는 방사선량보다 적은 양의 방사선에 대해서도 심한 간염을 일으키므로 극히 제한적으로 사용할 수밖에 없기 때문이다.

따라서 간암 치료 시 전신적인 항암 화학요법은 대부분 수술이나 간동맥 화학 색전술, 국소 요법, 간이식 등 다른 간암의 치료법이 모두 불가능한 상태에서만 시행한다. 방사선치료 역시 종양 부피 감소 등 다양한 증상 완화를 목적으로 근치적 치료가 어려운 환자를 대상으로 하고 있다.

그렇다면 간암 치료에는 수술이 전부인가? 그건 아니다. 5cm 이하의 간세포암에서는 고주파 열치료나 경피적 에탄올 주입술도 좋은 성적을 보여 주고 있다. 그리고 최근에는 경동맥 화학 색전술 외에도 방사선 색전술 및 방사선 동위원소를 이용하여 수술로 제거하기 힘든 간세포암을 치료하고 있다.

Hospital Memo

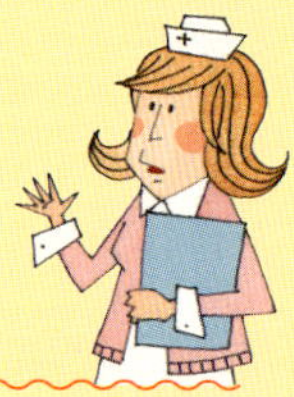

최근에 개발된 새로운 방사선치료 기술

사이버나이프를 이용한 정위적 방사선 수술이라는 새로운 기술이 간암 치료에 도입되어 일부 사용되고 있다. 이는 로봇과 이미지 유도 기술의 도움으로 주변 간 조직에 도달하는 방사선을 최소화하고 암조직에만 집중적으로 방사선을 조사함으로써 간암을 치료하는 고도로 정밀한 방사선치료법이다.

따라서 정위적 방사선 수술법을 이용하면 기존의 방사선치료와는 달리 방사선에 의한 간 조직의 간염 유발 등을 최소화할 수 있다. 그러나 이 치료기술이 도입되어 시행중인 곳은 아직 전 세계적으로도 몇 군데 되지 않으며, 장기적인 치료 성적에 대해서는 아직 밝혀진 바가 없다.

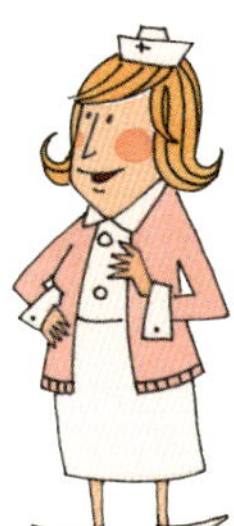

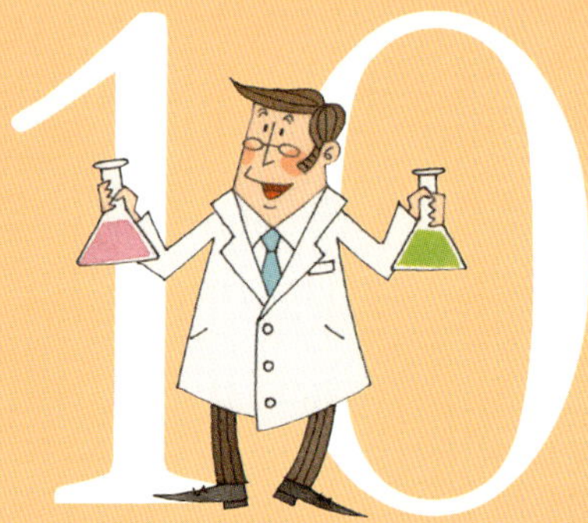

10

간암의 효과적인 치료 방법, 간 절제술

간암의 가장 효과적인 치료는 수술이다. 하지만, 간 절제 뒤 간부전이나 출혈 등의 합병증이 발생할 수 있으므로 주의가 필요하다.

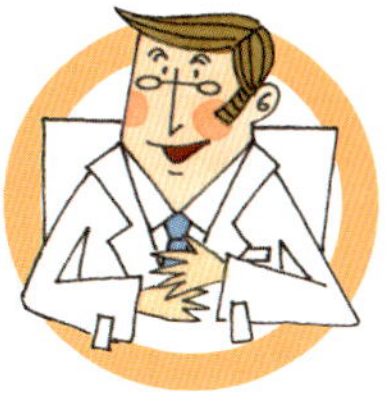

간 절제술로 대표되는 간암의 수술은 전통적으로 간암 치료에 가장 효과적인 치료이다. 그러나 한편으로는 간 기능 때문에 간 절제 수술을 받을 수 없는 환자가 많고 다른 치료법에 비해 간부전 등의 합병증과 사망률이 높다는 것이 문제다. 비교적 크기가 작은 암이라 할지라도 간암 환자의 80%가 간경변증을 심하게 동반하고 있거나 암세포가 혈관을 침범해 있는 경우에는 수술하기가 어렵다.

또한 간은 우리 몸의 하나뿐인 장기이며 생명 유지에 꼭 필요한 장기이므로 간 전부를 절제하는 것은 불가능하며, 부분적인 절제만이 가능하다. 특히 간경변이 있는 간암 환자의 간 절제 시에는 암세포가 발생한 부위 이외의 간 조직을 많이 남겨두는 것이 좋다. 70% 이상을 절제해도 뛰어난 재생 능력과 회복 능력을 보이는 정상적인 간과 달리 간경변이 심한 간은 재생과 회복이 거의 불가능하기 때문이다.

이 경우 수술 뒤 남아 있는 간만으로 간의 기능을 수행하게 되는데, 너무 많이 절제하면 남아 있는 간이 제 기능을 수행하지 못하는 '간부전' 상태에 빠져 환자의 생명이 위험해진다. 그래서 정말 심한 간경변증은 간부전의 위험 때문에 간 절제술이 불가능하기도 하다.

간 절제 수술 과정에서 간암이 전이되는 것도 주의해야 한다. 간암은 간 내부의 간문맥 혈류를 따라 전이하는 성질이 있어 간암이 있는 구역을 충분히 절제해야 한다. 또한 간은 혈류량이 다른 장기에 비해 많으므로 간 절제 시 출혈 과다도 생길 수 있으므로 이 역시 주의해야 한다.

다른 복강 내의 암수술과 마찬가지로 간암도 복강경 수술을 할 수 있다(그림 13). 물론 간암은 간경변이 동반되어 있어 복강경 수술이 쉽지 않으며 간암의 위치나 크기에 따라서 복강경 수술의 적용 여부가 달라질 수 있다. 장점으로는 다른 복강경 수술과 마찬가지로 수술 뒤 통증이 적고, 흉터가 작게 남고, 평상 활동으로 빨리 복귀할 수 있다는 것이다.

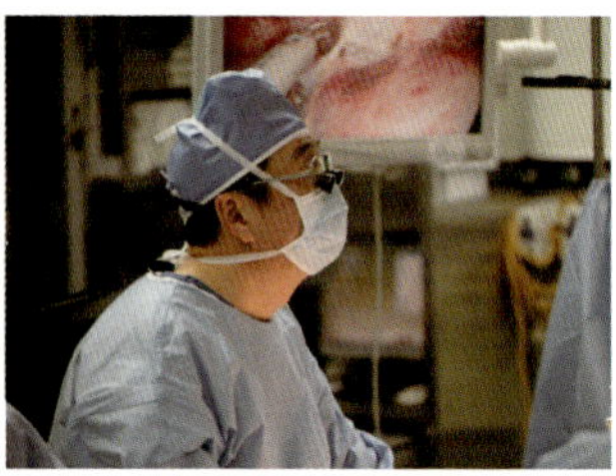

그림 13. 간암 복강경 수술 장면

Hospital Memo

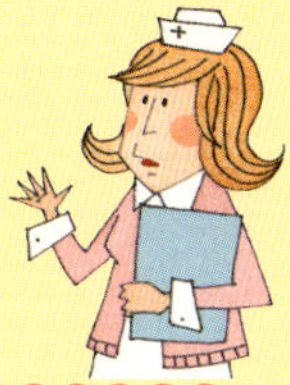

간 절제술 뒤 유의 사항

간 절제술 뒤에는 간의 크기가 줄어들고, 간이 회복되기까지 일시적으로 간 기능이 저하되기 때문에 무리한 운동과 노동은 피하고 안정을 취하는 것이 좋다. 식사는 적당량의 고단백식이를 하는 것이 도움이 된다. 그러나 불필요한 약제, 특히 생약 성분은 간 기능을 크게 악화시켜 위험해질 수 있으므로 피한다.

우리나라에서는 아픈 사람이 있으면 주변 사람들이 가만히 놔 두질 않는다. 간에는 어떤 한약제가 좋고, 어떤 차가 좋다며 온갖 유혹의 손길을 뻗친다. 여기에 현혹되어 검증되지 않은 건강식품을 먹고 수술 뒤 간부전에 빠져 사경을 헤매는 환자들이 가끔 있다.

Tip. 수술 시간

간경변의 상태와 간 절제 범위가 수술 시간을 결정하는 가장 중요한 요소다. 종양만 국소적으로 절제한다면 수술 시간은 3시간 이내로 끝날 수 있으나, 절제 범위가 큰 경우에는 5시간 이상 걸리기도 한다. 그러나 수술을 준비하는 시간과 회복실에서의 회복 시간이 상당히 걸리기 때문에 실제로 보호자들이 느끼는 시간은 5시간에서 7시간 정도이다.

11

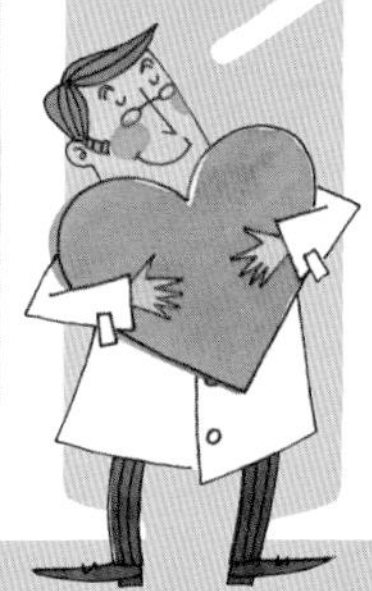

간이식, 간암의 또 다른 치료법

간이식은 간암과 간경변을 동시에 해결할 수 있는 치료이다.
하지만, 이식할 장기가 부족하고 이식과 관련하여 합병증이 생길 수 있고
면역억제제 복용에 따른 부작용이 생길 수 있다.

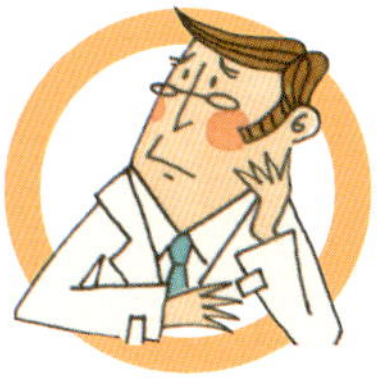

간세포암의 치료 방법으로 과거부터 수술이 가장 좋은 치료법이라고 알려져 왔으나 전체 환자 중 수술 치료를 할 수 있는 경우는 20~30%에 지나지 않는다. 여러 국소 요법들이 소개되고 있고 또한 그 효과가 크기가 작은 간암에서는 수술에 필적한다는 보고가 많으나 확실히 검증되지 않았다. 최근에는 간이식이 일부 조기 간암에서 가장 우수한 결과를 나타내고 있다.

간이식은 다른 치료법에 비하여 여러 가지 장점이 있다. 첫째, 모든 간암과 간암이 발생할 수 있는 이형 결절을 확실하게 제거함은 물론 종양 재발의 근간이 되는 환자의 병든 간을 모두 제거할 수 있다. 둘째, 이식 뒤 간의 기능이 정상화되어 정상 생활을 할 수 있고, 셋째 우리나라에서 가장 흔한 간경변증 및 간세포암의 원인인 B형 간염은 간이식 후 약 90%에서 사라진다.

그러나 단점으로는 장기 기증이 심각하게 부족하여 뇌사자 간이식 대기 시간이 길고 이식 간의 부전 등 이식으로 인한 합병증과 이식수술과 연관된 위험이 따른다. 또한 평생 복용해야 하는 면역억제제에 의한 부작용이 있을 수 있다. 간이식 뒤 간세포암이 재발하면 이식하지 않은 경우에 비해 예후가 훨씬 나쁘다.

간이식은 어떤 때 하나요?

1970년대 초창기에는 간이식이 실험적 수술이었기 때문에, 간암이 진행되어 다른 치료가 불가능한 환자만을 상대로 시행되었다. 그러나 한편으로는 간을 모두 제거할 수 있기 때문에 진행된 암을 완치시킬 수 있을 것이라는 기대도 많았다. 그러나 기대와는 달리 간을 모두 제거하였는데도 많은 환자들이 간암이 재발하였고, 재발된 간암은 급속히 진행하여 간이식의 성적은 매우 불량하였다.

1980년대에는 간이식 수술 성적이 급속도로 향상되었지만 간이식 뒤에도 예후가 불량한 간암 환자는 간이식의 좋은 대상이 되지 못했다. 따라서 대부분의 센터에서 간암 환자를 간이식의 금기로 생각하기에 이르렀다.

그러나 1990년에 이르러 간이식 경험이 많이 축적되면서, 간암의 초기에 시행된 간이식은 예후가 좋다는 사실을 알게 되었다. 결국 초창기 불량한 간이식 성적은, 진행된 간암, 즉 혈관이나 림프절 침습이 있는 상당히 진행된 간암에서 시행되었기 때문에 나타난 좋지 않은 성적이었던 것이다.

이탈리아의 밀란 그룹에서는 간 외 전이와 혈관 침습이 없고, 단일 결절인 경우 5cm 이하, 다발성인 경우 결절이 3개 이하이면서 각 결절이 3cm 이하인 간세포암 환자에서 4년 생존율이 75%라는 우수한 성적을 발표하여 간암의 간이식 기준을 정립하였다. 이를 '밀란 척도'라고 명명하였고, 이후 세계적으로 이 기준을 사용하여 간암 환자에서 간이식의 우수한 결과들을 보고하고 있다. 그리하여 간암에서의 간이식 역할이 중요시되고 있다.

현재까지도 대부분의 나라가 간암에서의 간이식은 밀란 척도에 의존한다. 이럴 경우 간암 환자의 5년 생존율이 80%에 육박한다. 그러나 이런 기준을 정한 이유는 뇌사자가 많지 않은 상황에서 장기를 효율적으로 사용하기 위해서 만들어 낸 기준이다. 따라서 앞으로 설명할 살아 있는 사람에서의 간이식은 가족 간에 장기를 기증하고 이식받기 때문에 이러한 기준을 따를 이유가 없다. 그래서 대부분의 장기이식센터에서는 생체 간이식의 경우 간이식에 금기인 간암이 다른 장기로 전이된 경우나 또는 간 내 중요 혈관에 전이된 경우를 제외하고는 밀란 척도를 넘는 진행성 간암에서도 간이식을 시행하고 있다.

간이식은 원래 간 기능이 나빠 다른 치료를 할 수 없는 환자들에게 주로 시행되어 왔다. 그러나 최근에는 간이식이 보편화되고 간이식의 성적이 가장 우수하다고 인정됨에 따라서, 간 기능이 나쁘지 않아도 환자가 젊으면 간암의 재발 가능성과 삶의 질을 고려하여 조기에 간이식을 하기도 한다.

결론적으로 조기 간암 환자들에게 가장 효과적이고 완치를 기대할 수 있는 치료법은 간이식이다. 다만 뇌사자의 장기 기증이 많지 않고, 생체 간이식은 건강한 사람을 수술해야 한다는 부담감이 있고, 이식 뒤에는 평생 면역억제제를 먹어야 하며, 치료 비용이 상대적으로 많이 든다는 단점이 있다.

간이식의 종류

간이식은 크게 뇌사자 간이식과 생체 간이식으로 나눈다. 먼저 개발된 뇌사자 간이식은 뇌사 공여자의 간 전체를 절제하여 이식하는 방법이고, 생체 간이식은 살아 있는 사람의 간 일부을 절제하여 이식하는 방법이다. 우리나라는 간이식의 약

2/3가 생체 간이식이다. 즉, 뇌사자 장기 기증이 많지 않은데, 간이식을 받을 환자는 상당히 많다.

뇌사자 간이식

뇌사자 간이식은 주로 뇌사자가 장기를 기증하여 이루어진다. 뇌자자의 간이식은 국립장기이식관리센터에 뇌사자 간이식 대기자로 등록해야 한다. 이식하고자 하는 의료기관을 통해 뇌사자 간이식 대기자로 등록이 가능하며, 국립장기이식관리센터에서 관리하기 때문에 여러 기관에 동시 등록할 수 없다.

뇌사자 간이식은 이식 대기자에 비해 뇌사 장기 기증자가 충분치 않아 많은 환자들이 상당 기간을 기다리며, 빠른 시일 안에 간이식을 받지 않으면 사망에 이를 정도로 위급한 환자들부터 응급도에 따라 간이식 순서가 정해진다.

응급도는 국립장기이식관리센터에 의해 기준이 정해져 있다. 응급도를 간단히 설명하면 7일 이내에 간이식을 받지 않으면 생명 연장의 희망이 없는 상태가 응급도 1, 만성 간질환 상태로 지속적인 치료가 필요한 상태가 응급도 2와 응급도 3, 일시적인 비 활동성 상태의 질환을 가진 상태가 응급도 7로 분류된다. 응급도 순서와 표 5의 항목 점수가 가산되어 가장 높은 점수를 받은 환자가 이식 대상자로 선정된다. 이는 국립장기이식

표 5. 간이식 항목 점수

항 목
가. 장기 등 이식 대기자의 대기 시간
나. 본인이 과거에 장기를 기증한 사실이 있는지 여부 및 배우자, 직계 존·비속, 형제·자매 또는 4촌 이내의 친족 중 뇌사자 장기 기증을 한 사실이 있는지 여부
다. 장기 등 기증자와 혈액형이 동일한지 여부
라. 장기 등 기증자와 장기 등 이식 대기자의 지리적 근접도

※ '나' 항목은 중복 적용하지 않는다.
※ 간장은 기증자 체중의 0.5배에서 2배 사이의 이식 대기자 중에서 선정한다.

관리센터 내의 전산 프로그램에 의해 공정하게 관리되고 있다. 응급도 1과 2는 1회에 한해 연장 등록할 수 있으며 유지할 수 있는 기간은 총 14일이다(표 5).

그러나 대부분의 간암 환자는 간 기능이 양호한 경우가 대부분이어서 간암만으로는 뇌사자로부터의 간이식을 기대할 수 없다.

생체 간이식

생체 부분 간이식이란 살아 있는 기증자(이식 수혜자의 가족이나 친척, 혹은 순수 기증자)의 간 일부를 떼어서 이식하는 방법이다.

간 기증자는 만 16세 이상으로 신체적·정신적으로 건강한 사람이어야 한다(만 16세 이상 미성년자는 부모 동의하에 사촌 이내의 경우에만 기증할 수 있다).

간 기증자는 정밀 검사를 하고 상담과 심의를 거쳐 기증 여부를 결정하며 최종적으로 국립장기이식관리센터의 승인을 받아야 한다. 이러한 승인 절차는 타인 기증만이 아니라 가족 기증에서도 거치게 되어 있다.

장기 매매는 엄연한 불법이며 형사 처벌을 받는다.

생체 이식 승인 절차는 다음과 같다.

① 장기이식센터와 의료 사회 사업실에서 기증자 상담

② 기증자 이식 승인 요청 서류 작성, 관계 확인 서류 준비

- **친족 간** : 가족관계증명서, 제적등본, 주민등록등본 등
- **타인 간** : 기증자와 수혜자의 직접적인 친밀한 관계, 진정성을 확인할 수 있는 자료, 신분 확인(주민등록증), 보호자 기증 동의 확인, 기타 추가 서류 확인

③ 타인 기증의 경우 윤리위원회 회부

④ 국립장기이식센터에 서류 제출

⑤ 이식 승인 여부 결정

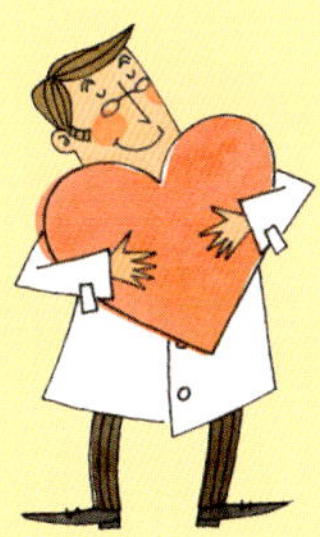

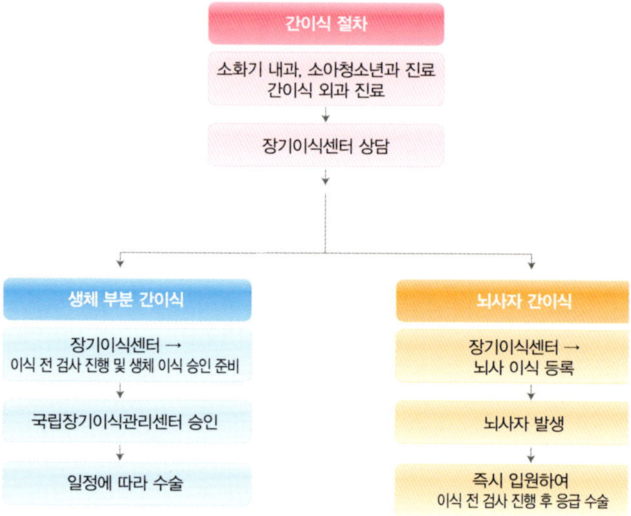

그림 14. 간이식 절차

간이식 절차를 정리하면 그림 14와 같다.

생체 공여자 술식의 발전

생체 간이식에서 가장 중요한 것은 생체 공여자, 즉 살아 있는 건강한 사람의 간 절제 수술을 얼마나 안전하게 하느냐이다. 다행히 우리나라에서는 간의 일반 수술이 많아서 간의 절제 기술이 많이 발전하고 있다.

성인의 생체 간이식은 대부분 간 공여자에게서 전체 간의 약 60~70% 정도를 절제하는 수술로, 이 정도 절제를 해도 간은 바로 재생을 해서 간 기능에 문제가 없다.

대부분 수술 뒤 7~10일 이내에 퇴원하고 2주일 안에는 평상 활동을 하는 데 큰 문제가 없다. 그렇지만 간을 절제하는 데는 상당한 크기의 복부 절개가 필요하다. 그리하여 젊은 여성 공여자는 수술 뒤 상처를 많이 걱정한다.

이런 경우 복강경을 이용한 간 절제를 시도하여 복부의 상처를 많이 줄여 약 15cm 정도의 상처가 복부 정중앙이나 우측에 가로로 가늘게 남는데, 상처에 별다른 문제가 생기지 않으면 몇 년 뒤에는 알아보기 힘들 정도로 줄어든다.

이 수술 방법은 아직까지 보편화되어 있지 않고 극히 일부 병원에서만 할 수 있다.

간이식 뒤 과정

입원 관리

수혜자는 수술 뒤 약 2~3주일간 입원한다. 수술 직후 약 3~5일간 중환자실에서 집중 치료를 받고, 상태가 호전되면 장기 이식 병동(1~2인실)으로 이동한다.

매일 각종 검사를 하면서 환자 상태를 확인하고 퇴원 전 복약 상담과 이식 후 관리에 대한 교육을 받는다.

외래 관리

퇴원 뒤에는 정기적으로 외래 진료를 받아야 하고, 간이식에서 야기되는 거부 반응을 예방하기 위하여 면역억제제를 매일 복용해야 한다. 또한 수술 전 B형 간염이 있던 환자는 B형 간염의 재발 방지 치료를 받게 된다.

간이식 수술 비용

간이식 수술 비용은 원인 질환이나 수혜자의 수술 전후 상태에 따라 차이가 많다. 간이식 수술부터 퇴원까지 수혜자의 평균 수술 비용은 2,000~2,500만 원 내외가 들고, 기증자의 평균 수술비와 입원비는 700~800만 원이 소요되지만 사용하는 병실이나 입원 기간 등에 따라 차이가 있다. 수술 후 관리 비용은 투약료, 검사료를 포함하여 처음 1년간은 매월 50~70만 원 정도가 들며, 그 후에는 차차 비용이 감소되어 매월 20~30만 원 정도 소요된다.

Hospital Memo

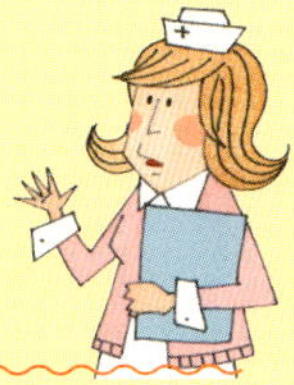

간이식 뒤 유의 사항

간이식 뒤에는 면역억제제를 포함하여 많은 약을 복용해야 한다. 갑자기 여러 가지 약들을 복용하자니 번거롭게 마련이고, 습관이 안 되어 복용을 잊기 쉽다. 그러나 이식 뒤의 약물들은 이식 장기의 거부 반응 및 B형 간염의 재발을 막고, 이식 뒤 나타날 수 있는 많은 합병증을 치료하는 약이므로 정해진 시간에 규칙적으로 꼭 복용을 해야 한다.

특히 면역억제제는 일정한 혈중 농도를 유지해야 부작용 없이 면역억제 효과를 얻을 수 있으므로 임의로 용량을 조절해서는 안 되고, 외래 방문 및 채혈 일정을 철저하게 지켜야 한다.

간이식 후에는 특별히 음식을 가려서 섭취하지 말고 균형 잡힌 식단으로 영양소를 골고루 섭취하면 된다. 단, 과도한 열량 섭취는 지방간을 야기할 수 있으므로 적당량의 식사와 운동으로 적절한 체중을 유지하도록 한다. 그리고 익히지 않은 날 음식(과일, 채소, 육회, 생선회 등)은 세균성 감염을 유발할 수 있기 때문에 면역억제를 강하게 유지하는 초반 3~6개월 동안은 피하는 것이 좋으며 그 이후에도 가급적 청결하게 유지하여 먹도록 한다.

그러나 간 독성을 보일 수 있는 술과 생약 제제는 복용해서는 안 되며, 성분을 정확히 알 수 없는 건강 보조 식품도 피하는 것이 좋다.

이 밖의 주의사항으로는 사람이 많이 모이는 곳은 여러 가지 질병에 감염될 위험이 높으므로 되도록 피하고 부득이한 경우라면 마스크를 착용하여 사람들과의 접촉을 최소화하도록 노력하는 것이 바람직하다.

마지막으로 간이식 후에는 각종 감염, 거부 반응, 간염의 재발 등 심각한 합병증의 발생 위험이 높기 때문에 병원 진료를 거르지 않아야 한다. 고열이 발생하거나, 황달, 피부 가려움증, 갑작스러운 피로감 등의 증상이 나타나면 바로 의료진을 찾아야 한다.

12

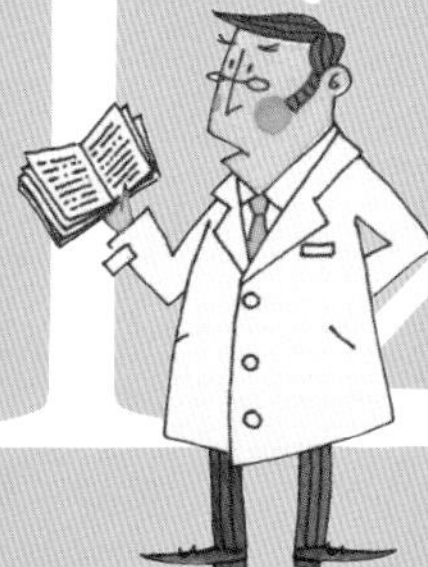

간암의 비수술적 치료 방법

간암의 가장 효과적인 치료 방법인 간 절제술 이외에 간암의 치료법으로 흔히 사용되는 것은 '간동맥 화학 색전술'과 국소 요법인 '경피적 에탄올 주입술', '고주파 열치료' 등이다.

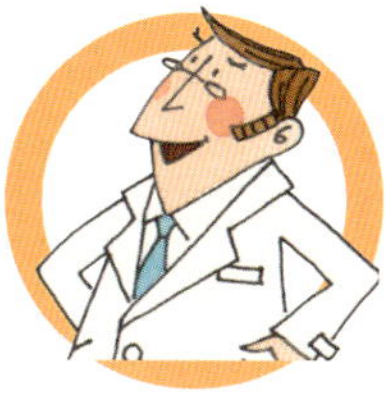

간동맥 화학 색전술

암세포는 다른 세포에 비해 성장 속도가 매우 빠르다. 하지만 이러한 암세포라 할지라도 생존을 하고 성장을 하려면 반드시 산소와 영양분을 공급받아야 한다. 산소와 영양분을 공급받지 못하면 암세포 역시 죽고 만다. 간동맥 화학 색전술은 바로 암세포가 산소와 영양분을 공급받는 혈관을 인공적으로 차단시켜 암을 질식시키고 굶어죽게 만드는 치료 방법이다.

다른 장기와 달리 간은 간동맥과 간문맥 두 곳에서 이중으로 혈액을 공급받는다. 이 말은 간을 구성하는 간세포 역시 두 곳으로부터 혈액을 공급받는다는 뜻이다. 그러나 정상적인 간세포와 달리 간암 세포는 대부분 간동맥 한 곳에서만 혈액을 공급받아 생존하고 성장한다. 따라서 인위적으로 간동맥을 차단해도, 정상적인 간세포는 간문맥으로부터 혈액을 공급받아 아무런 문제가 없지만 암세포는 죽게 된다.

이러한 간암 세포와 간동맥과의 상관 관계를 이용해 간동맥에 리피오돌, 젤라틴 스펀지와 여러 항암제를 주입하여 간동맥을 막고 간암 세포가 괴사하도록 하는 것이 바로 간동맥 화학 색전술이다.

수술할 수 없는 간암 환자에게 시술이 가능하고, 간암에만 약제를 주사할 수 있으며, 1회 시술에 필요한 입원 기간이 짧다는 등의 장점이 많아 최근 간암 치료 성적을 향상시키는 데 많은 기여를 하고 있는 치료법이다. 4cm 이하의 종양이 있는 일부의 환자들은 색전이 잘되어 리피오돌이 잘 침착된 경우 간 절제술과 비슷한 단기적 치료 효과를 기대할 수 있다. 그러나 간동맥 화학 색전술은 근치적 치료법이 아니기 때문에 장기 생존을 위해서는 수술이 가능한 경우는 수술을 먼저 고려해야 한다. 그러나 수술이 불가능한 환자라면 간동맥 화학 색전술을 시행해야 한다.

간동맥 화학 색전술이 비교적 간편하고 간에 큰 부담을 주지는 않지만, 혈액응고 장애를 동반한 간경변증이 있는 간암 환자는 시행하기가 어려운 단점이 있어 대상을 선정할 때에는 주의를 기울여야 한다.

경피적 에탄올 주입술

1982년에 개발된 간암의 국소 치료법인 경피적 에탄올 주입술은 초음파를 보면서 몸 밖에서 간암에 주삿바늘을 직접 찌른 뒤 95% 이상의 에탄올을 종양 내에 주입함으로써 암세포를 탈수·응고시켜 파괴하는 치료 방법이다. 모든 간암 치료에 시행할 수 있는 방법은 아니고, 주로 3cm 이하의 암세포가 3개 이하일 때 사용한다. 약 80%의 암세포 괴사율을 기대할 수 있으며 보통 1주일에 2~3회 에탄올을 주입하지만, 환자 상태에 따라 4~6회 주입하기도 한다.

장점은 환자의 고통을 줄일 수 있고 경제적 부담이 적은 데다 간암이 재발하더라도 반복적으로 시술할 수 있다는 점이다. 그러나 간암의 위치가 기술적으로 접근하기 어려운 곳이거나, 암세포가 혈관 등에 침범해 있을 경우에는 시행할 수 없다. 최근 효과가 더 좋은 고주파 열치료가 개발되어 시술이 많이 줄었다.

고주파 열치료

고주파 열치료는 경피적 에탄올 주입술과 비슷한 방법으로 시행한다. 초음파 유도하에 암 조직에 전극침을 삽입하고 고주파 교류전류를 흘려 넣어, 전자기적 에너지를 암 조직에 축적시켜 열을 발생시키고 이를 통해 암 조직을 파괴하는 것이다.

보통 5cm 이하의 암세포나 3cm 이하의 암세포가 3개 이하일 때 사용하는 치료법으로, 3cm 이하의 간암이라면 완전 괴사율이 88~100%에 이른다. 최근 소간세포암에 대한 비수술적 국소 요법으로 가장 주목받는 치료법이다.

또한 간 절제술과 병행하여 간 절제 뒤 남은 암세포를 제거하거나, 간이식을 기다리는 환자에게 간이식 전에 간암의 진행을 막는 데 이용하기도 한다.

Hospital Memo

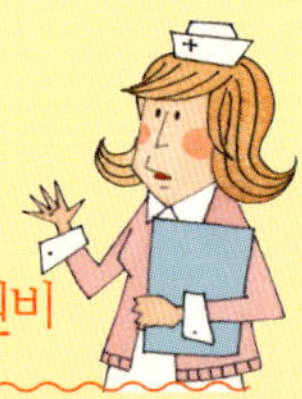

간암의 치료 방법에 따른 입원 기간과 병원비

입원 기간

간암 수술을 하면 수술 전 검사 기간과 수술 뒤 회복 기간을 포함하여 10~14일 정도 입원한다. 물론 합병증이 발생하거나 간 기능 회복이 지연되면 한 달 이상 입원할 수도 있다.

간동맥 화학 색전술, 고주파 열치료, 경피적 에탄올 주입술 역시 치료 뒤 간 기능 상태에 의해 입원 기간이 좌우되지만, 일반적으로 수술보다 입원 기간이 짧다. 특별한 문제가 없으면 보통 3~5일 정도 지나면 퇴원할 수 있다.

반면 간이식은 합병증 발생 정도에 따라 입원 기간에 차이가 크다. 빠르게 회복되면 이식 후 2주일 정도 지나면 퇴원할 수 있지만 보통은 2~3주 정도 입원해야 한다.

병원비

다른 암의 치료에서와 마찬가지로 간암도 치료 방법, 치료받는 병원, 치료 범위, 합병증 유무, 병실 종류 및 입원 기간 등에 따라 병원비는 차이가 크다. 3차 의료 기관의 저명한 외과의한테 우간 절제술을 받는다고 가정하면 의료보험의 적용을 받아도 본인 부담 수술비만 150~200만 원가량(재료비 포함)이 된다. 여기에 입원 기간 동안의 병실료 및 처치료 등을 포함한다면 합병증 없이 퇴원해도 200만 원가량의 추가 비용이 든다.

고주파 열치료는 보험이 적용될 경우 70~80만 원 정도 들지만 입원 기간이 수술에 비해 훨씬 짧고 추가적인 치료 및 처치가 별로 없기 때문에 추가 비용은 150~200만 원 이내가 될 것이다. 경동맥 화학 색전술도 시술 정도에 따라서 가격이 차이가 나는데 병실료 등을 포함하면 200만 원 내외 정도이다. 에탄올 주입술은 이보다도 수십만 원가량 저렴하다.

간이식은 다른 치료보다 훨씬 많은 비용이 든다. 간이식 후 합병증이 없어도 입원해서 퇴원하기까지 2,000~3,000만 원가량의 비용이 든다. 퇴원 후에도 상당한 비용이 지속적으로 소요된다.

13

간암도 완치가 가능한가?

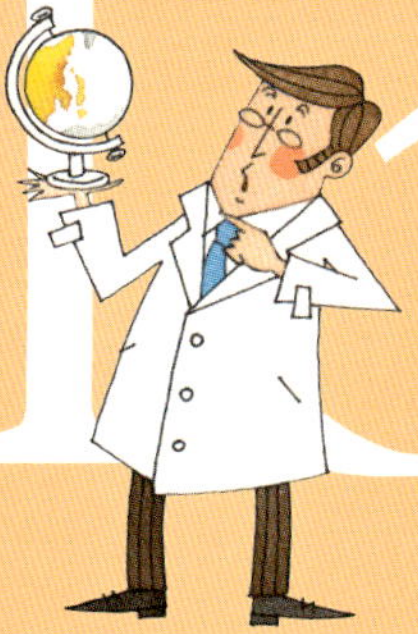

간암은 잔존 간에서 새로운 암이 발생할 확률이 높기 때문에 평생 철저한 검사를 통해서 조기에 발견하여 적절히 치료할 필요가 있다.

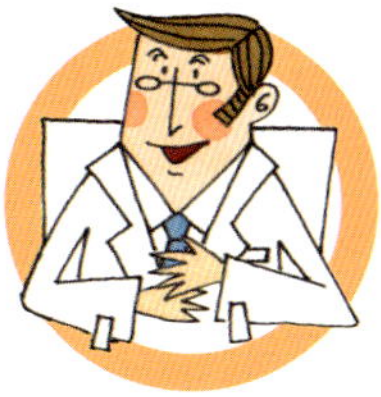

일반적으로 암의 생존율을 이야기할 때 5년 생존율, 5년 무병 생존율을 많이 쓰는데, 이것을 완치율과 동일하게 생각한다. 암을 치료하지 않고 5년 생존이 어렵고, 5년 이후에 재발하는 경우는 적기 때문이다. 간암은 치료 후 5년 동안 병의 재발이 없을 확률은 약 30~40% 정도이다. 그러므로 30~40% 정도의 완치를 기대할 수 있다고 말할 수 있다.

하지만 남아 있는 간에서 새로운 간암이 발생할 확률이 높기 때문에 엄밀히 말하면 '완치'라는 말을 쓰기는 어렵다. 간암의 대부분을 차지하는 간세포암은 간염과 간경변이 치료되지 않는다면 5년이 지나도 언제든지 재발할 수 있다.

따라서 간암은 치료한 뒤에도 평생 철저한 검사를 통해 또 다른 간암 발생에 대비해야 한다. 그렇다고 너무 간암의 재발을 불안해 하거나 미리 걱정할 필요는 없다. 재발하지 않는 환자들도 있고 재발하여도 조기에 발견하여 적절한 치료를 받겠다는 적극적인 생각을 가지고 주기적인 진료와 검진을 계속하면 괜찮다.

그러나 간이식은 전혀 다르다. 최근 간암으로 간이식을 받은 환자의 5년 생존율은 80%에 육박하고 이런 환자들을 보면 대부분 재발하지 않고 생존한다. 즉, 조기에 간을 이식하면 거의 대부분의 환자들이 완치될 수 있다. 이는 간이식이 병든 간을 다 제거하고 새로운 간을 이식하여 바이러스의 감염을 막을 수 있기 때문이다.

일부 환자는 간 절제술을 받아도 5년 생존율이 비슷할 수는 있겠지만 그 안을 들여다보면 수술 절제를 한 환자 중 많은 환자는 재발된 상태로 치료를 받으면서 생존하고, 대부분의 간이식을 받은 환자는 재발 없이 생존하고 있다. 따라서 10년이 지나면 결국 간이식의 성적이 훨씬 우수할 수밖에 없다.

Hospital Memo

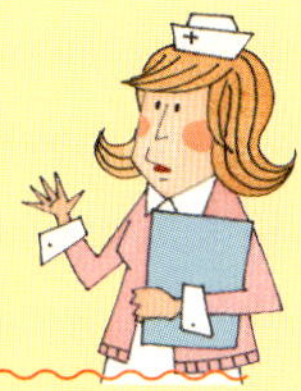

간암은 어디로 많이 전이될까?

간암이 가장 전이가 잘되는 곳은 이미 암이 발생한 간 부위 외의 간 내 다른 부위이다. 이처럼 간에서 간의 다른 부위로 전이되는 것을 '간 내 전이'라고 한다. 간 내 전이를 제외하면 폐와 림프절로 전이가 가장 잘 일어나며 그 밖에 뼈와 부신, 복막 등에도 전이가 잘 된다.

표 6. 간 외 전이 장소

전이 장기	환자 수(n=148)
폐	81(55%)
림프절	78(53%)
근골격계	41(28%)
부신	16(11%)
복막(복강)	16(11%)
뇌	3(2%)
기타	11(7%)

(출처 : *Radiology*, 2000)

14

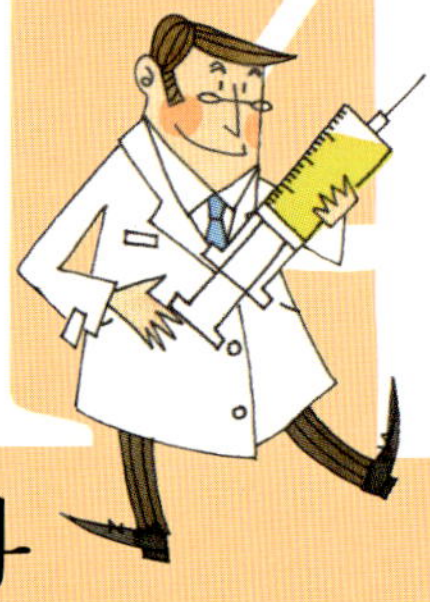

간암 재발에 대한 여러 가지 궁금점

간암은 절제 범위가 제한되어 있고, 잔존 간에 B형 간염바이러스나 C형 간염바이러스 및 간경변증 등 간암을 유발하는 인자가 있기 때문에 재발의 위험도가 높다. 재발 시에는 재발 양상이나 간 기능 상태에 따라 치료 방법이 달라지게 된다.

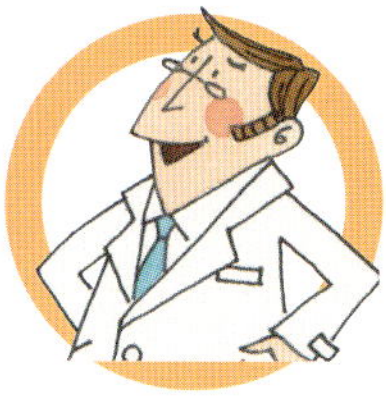

간암은 재발률이 매우 높은 암이다. 간암의 재발률은 치료 방법에 따라 차이가 있다. 가장 기본이 되는 치료인 수술적 간 절제 후의 재발률을 보면 3년 이내에 재발한 경우가 51～68%, 5년 이내에 재발한 경우가 60～87%이다.

참고로 최근의 서울대학교병원의 결과를 분석해 보면 간 절제술로 암을 치료한 이후 3년 이내에 55%가 재발하였고, 5년에는 65%가 재발하였다. 이렇게 볼 때 간암은 수술 뒤 3년 동안 절반 정도의 환자가 재발하고, 5년이면 3분의 2가 재발한다고 보면 된다.

따라서 간암의 치료 뒤에도 정기적인 검진을 통해 재발을 조기에 발견하도록 해야 한다.

간암의 재발률이 높은 이유

간암이 다른 암에 비해 재발을 잘하는 이유는 크게 두 가지다.

첫째, 간암은 암세포를 포함한 광범위한 절제가 힘들기 때문이다. 위·대장·유방·갑상샘 등 암이 잘 발생하는 다른 장기들은 암세포의 제거는 물론 암의 재발을 막기 위해 암이 발생한 부위를 포함하여 광범위하게 조직을 절제하게 된다.

심한 경우엔 장기 전부를 절제함으로써 암을 치료하고 재발률을 낮춘다. 하지만 간암은 항상 치료 뒤 남겨질 간의 기능까지 고려해서 절제해야 하기 때문에 절제 범위가 한정될 수밖에 없으므로 재발률이 높아질 수밖에 없다.

둘째, 간암은 수술 등으로 암을 완전히 제거했다고 하더라도 치료 뒤 남겨진 잔존 간은 여전히 B형 간염, C형 간염, 간경변증 등 간암을 유발하는 인자가 있기 때문에 추가적으로 암이 발생할 위험이 높다.

따라서 간이식처럼 간 자체를 바꾸지 않는 한 재발 위험성은 다른 암에 비해 높을 수밖에 없다.

간암이 재발한 경우 치료 방법

간암이 재발했다 해도 간 내 재발인 경우엔 간 절제술, 간동맥 화학 색전술, 고주파 열치료, 경피적 에탄올 주입술 등 대부분의 근치적 치료를 모두 시행할 수 있다. 어떤 방법으로 치료할 것인지는 재발 양상과 간 기능 상태에 따라 달라진다. 절제가 가능하다면 수술로 절제하는 것이 가장 좋다.

그러나 재발 시에는 처음에 간암이 발생했을 때보다 간 경변이 더 진행된 경우가 많고 절제 가능 범위 역시 더 제한적이기 때문에 처음보다 절제가 힘들 확률이 더 높다. 따라서 여러 검사를 통해 철저하게 수술 가능 여부를 고려하여야 하며, 그 결과 수술이 불가능하다면 차선의 치료를 생각해야 한다.

절제가 불가능한 재발 간암의 경우 다발성 병변으로 재발했다면 경동맥 화학 색전술을 시행하는 것이 보통이다. 단일 병변이라면 고주파 열치료나 경피적 에탄올 주입술 등을 주로 이용한다. 경우에 따라서는 재발 뒤에 간이식을 결정하기도 한다.

재발이 되었지만 다른 장기에 전이가 없고 간암이 많이 진행되지 않은 경우에 간이식을 시행한다면 간이식의 성적이 아주 우수하다. 따라서 재발이라고 포기하지 말고 본인에 맞는 치료법을 잘 선택하면 생존 기간을 늘릴 수 있다.

문제는 간암이 간 이외의 장기에 전이되어 재발한 경우다.

이 경우엔 치료 방법이 상당히 제한적이고 치료가 간 내 재발에 비해 어렵다.

하지만 간 이외의 장기에 재발했더라도 국소적이라면 재발 장기의 종류와 재발 위치에 따라 수술적 절제, 방사선치료나 고주파 열 치료를 생각해 볼 수 있다. 간 이외의 장기에서 다발성으로 재발했다면 항암 치료밖에 별다른 방법이 없다.

간암은 항암 치료 효과가 미미하여 다발성 전신 간암 전이는 사실상 치료가 어렵다.

Hospital Memo

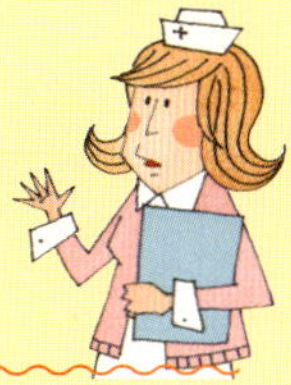

간암 재발은 사형선고인가?

간암은 재발을 잘 하는 암이지만 다른 장기로의 전이는 흔하지 않다. 많은 경우 간 내에 재발하게 되며 처음 간암을 치료할 때와 동일하면서도 다양한 방법으로 재치료할 수 있다.

간 절제 역시 재수술이 가능한 경우가 20~70%이며 재절제에 의한 사망률도 첫 수술의 결과와 크게 다르지 않다. 또한 재절제 뒤의 5년 생존율도 37~86%까지 보고되어 첫 수술 뒤 재발이 없었던 경우와 유사하므로 간암이 재발하였다고 절망하지 말고 적극적으로 치료하여야 한다.

일부 환자는 재발하여도 간이식을 시행할 수 있으며 이럴 경우 완치도 기대할 수 있다.

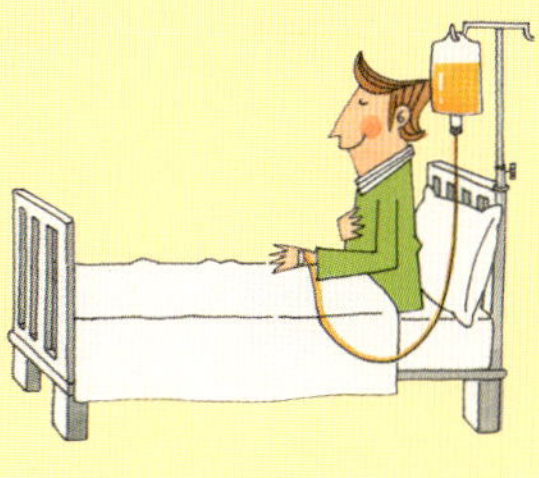

15

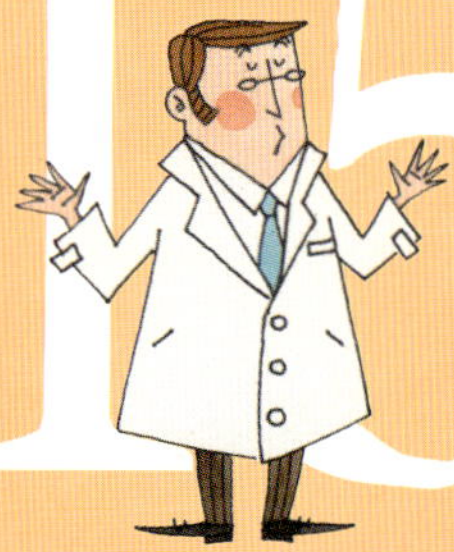

간암 수술 뒤 건강관리

간암 치료 뒤에는 여러 가지 음식을 골고루 섭취하여 좋은 영양 상태를 유지하고 민간 요법은 피하도록 한다.

또한 가벼운 운동은 수술 뒤 회복에 도움이 된다.

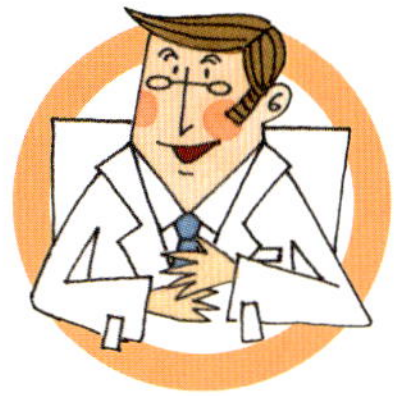

간암 치료 후에는 면역 기능을 높이는 식생활 개선이 필수다. 간암을 치료하는 특별한 식품이나 영양소는 없으나, 균형 잡힌 식사로 좋은 영양 상태를 유지하는 것이 중요하다. 그러기 위해서는 충분한 열량과 단백질, 비타민 및 무기질 등을 공급하는 여러 가지 음식을 골고루 섭취해야 한다.

일반적으로 간의 재생과 간 기능 회복에 좋은 고단백 음식을 추천하며 고지방이나 과도한 탄수화물 섭취는 피하는 것이 좋다. 가장 좋은 단백질 음식은 살코기나 생선, 두부, 달걀, 콩류 등이다.

간 기능이 떨어진 환자가 어패류에 의한 비브리오에 감염되면 치사율이 높으므로 익히지 않은 어패류는 피하는 것이 좋다. 또한 살이 찌는 것도 꼭 피해야 한다. 특히 C형 간염 환자에게 지방간은 매우 좋지 않다.

간을 건강하게 하기 위해서는 간 손상을 가져올 수 있는 약제의 남용을 피하고 금연하며 과음과 과식을 피하면서 적절한 체중을 유지하는 것이 무엇보다 중요하다.

간암에 좋다는 식품들은 대부분 잘 알려지지 않은 생약 성분들이어서 간이 안 좋은 환자가 복용하면 오히려 치명적인 간 부전을 초래할 수도 있다. 민간요법으로 사용되는 여러 약제들은 대부분 간을 혹사시키는 간염 유발 물질들이다.

우리나라 사람들은 주변에 간이 나쁜 사람이 있으면 여러 민간요법을 부추기고 근거 없는 약제를 권하는 풍토가 있다. 실제로 간이 건강한 사람 중에서도 이런 것을 잘못 섭취하여 종종 입원하는 경우가 있다. 더 심각한 경우는 수술 이후나 간경변증으로 간 기능이 떨어진 사람들이 이런 약제를 먹으면 간 기능이 악화되어 수술 뒤 다시 입원을 하고, 심할 경우 생사의 기로에 서기도 한다.

결론적으로 간에는 좋은 특별한 음식이나 약제가 없다고 생각하면 된다. 뭘 먹어서 좋게 만들려고 하지 말고 뭘 안 먹어서 간의 건강을 유지하려고 해야 한다.

또한 간 절제술 후에는 간 용적이 줄어들면서 일시적으로 간 기능이 저하되기 때문에 무리한 운동과 노동을 피하고 안정을 취하는 것이 좋다.

가벼운 운동은 수술 후 회복에 도움을 준다. 처음 한 달 정도는 아침·저녁 일정하게 30분에서 1시간씩 가볍게 걷는 것이 좋다. 그다음에는 수영·자전거·등산·골프 등의 가벼운 운동을 할 수 있고, 2~3개월 이후에는 본인이 즐기는 어떤 운동을 해도 좋지만, 체력적으로 무리가 따르는 운동은 피해야 한다.

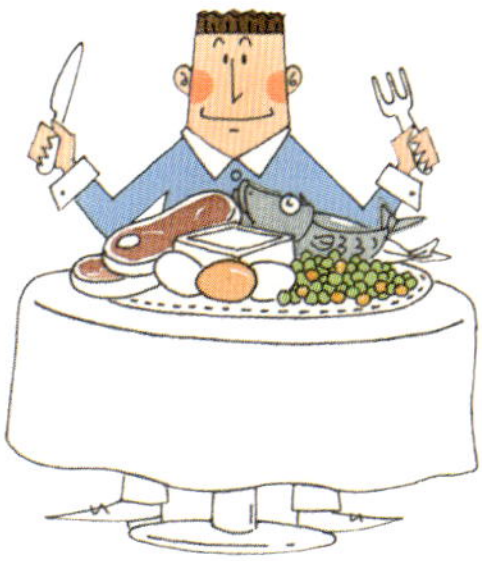

16

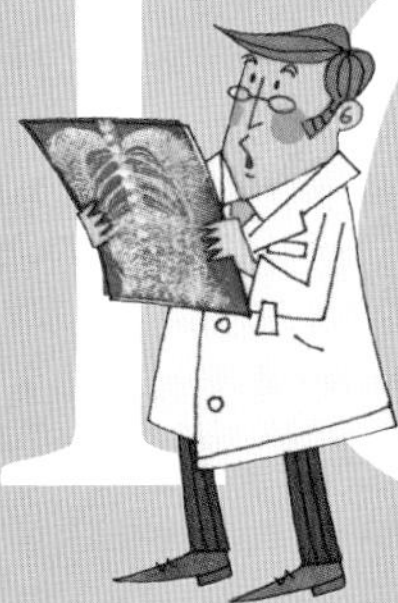

Q&A 간암에 대한 궁금증 32가지

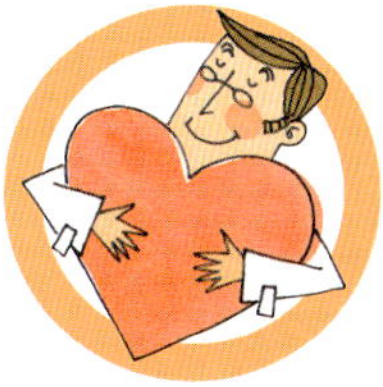

Q 어떤 사람이 간암에 잘 걸리나?

A 간암의 위험 인자로 가장 잘 알려진 것은 B형 및 C형 간염바이러스로 특히 우리나라에서는 B형 간염바이러스에 의한 간암 발생이 3분의 2에 이른다. 그 밖에 알려진 위험 인자로는 알코올(술)과 흡연이며 대사성 간질환이나 기타 다른 요인에 의한 간경변증도 간암의 위험을 높인다. 경구용 피임약과 진균의 독소인 아플라톡신 등도 간암을 유발할 수 있으며, 간 내 담관암은 간 내 기생충과 담석, 원발성 경화성 담관염 등이 원인이다.

Q 간암을 조기에 발견할 수 있는 방법은 무엇인가?

A 간암 검진을 위해서는 비교적 민감도와 특이도가 높은 검사인 알파태아단백 수치와 간 초음파검사를 많이 사용한다. 하

지만 간암은 고위험군이 뚜렷한 암이므로 모든 사람이 이런 검진을 자주 받을 필요는 없다. 단, B형 간염 보유자 같은 고위험군에서는 정기적으로 3~6개월에 한 번씩 혈중 알파태아단백 수치와 간 초음파검사를 시행해야 한다. 심한 간경변증이 있는 환자는 초음파로는 진단이 힘들 수 있으므로 추가로 CT 검사를 실시한다.

Q 왜 간이식이 간암의 효과적인 치료법인가?

A 간이식은 간 자체를 바꾸기 때문에 간암뿐 아니라 간경변까지 치료할 수 있으므로 간이식이 성공적으로 이루어지기만 하면 간암 재발을 막을 수 있는 유일한 방법이다. 예전과 다르게 최근에는 간이식의 경험이 쌓이고 기술적으로 발전해 오면서 1년 생존율이 90% 이상으로 향상되었다.

Q 어떤 환자가 간이식을 받아야 하는가?

A 간암 환자가 이식을 받아야 하는 일반적인 경우는 동반된 간경변으로 인해 간 기능이 좋지 않아 간 절제술을 받을 수 없으며 다른 국소 요법으로도 치료를 효과적으로 할 수 없을 때이다. 최근에는 간이식이 보편화되면서 간 기능이 나쁘지 않아도 환자가 젊으면 재발 가능성, 삶의 질 등을 고려하여 조기

에 이식 수술을 받기도 한다. 하지만, 공여자 부족 문제와 경제적인 문제 때문에 이식을 받기란 쉬운 일이 아니며, 암이 너무 진행된 경우나 간 내 혈관의 침습이 있는 경우, 또한 간 이외의 장기에 전이가 있는 경우는 간이식 뒤 재발할 가능성이 매우 높기 때문에 오히려 간이식을 하지 않는 편이 좋다.

Q 우리나라의 간암 치료기술은 어느 정도 발전했는가?

A 간 수술이 가능하게 된 것은 몇십 년 되지 않았고 초창기에는 미국, 일본, 유럽 등 선진국에 비해 경험과 기술이 부족했다. 하지만 우리나라는 B형 간염이 풍토병이라고 할 만큼 매우 흔해서 간암 발생률이 높은 나라이기 때문에 최근의 간 전문 외과의들은 대부분 간 절제의 경험이 풍부하고 색전술이나 국소 치료를 시행하는 내과의나 방사선과의도 마찬가지로 시술 경험이 풍부하다. 현재 우리나라의 간암 치료기술은 세계에서 최고이다. 특히 생체 간이식의 성적은 세계 최고이며 실제로 이 분야에서 세계를 선도하고 있다.

Q 간암 치료에 도움이 되는 운동은?

A 가벼운 운동은 수술 후 회복에 도움을 줄 수 있다. 수술을 받은 후 처음 한 달 정도는 아침·저녁으로 일정하게 30분에

서 1시간씩 가볍게 걷는 것이 좋다. 그다음에는 수영·자전거·등산·골프 등의 가벼운 운동을 할 수 있고, 2~3개월 이후에는 본인이 즐기는 어떤 운동을 해도 좋다. 단, 체력적으로 무리가 따르는 운동은 피한다.

Q 간을 건강하게 하는 생활 습관은?

A 간을 건강하게 하기 위해서는 간 손상을 가져올 수 있는 약제의 남용을 피하는 것이 우선이며 금연, 과음, 과식을 피하고 적절한 체중을 유지해야 한다.

무엇보다 간에 스트레스가 가지 않게 해야 한다. 머리를 많이 쓰는 사람은 몸을, 몸을 많이 쓰는 사람은 머리를 쓰면서 몸과 마음의 적절한 균형을 유지해야 한다. 음주 시 안주는 소량을 섭취하는 등 생활 속 사소한 노력으로도 충분히 간을 건강하게 만들 수 있다.

Q 우리나라에서 간질환을 예방하려면?

A B형 간염 예방접종을 하는 것이 최선의 예방법이다. 이 밖에 B형 간염 환자의 혈액에 노출된 경우, 특히 B형 간염 보유자인 산모에게서 태어나는 신생아에게는 백신 및 B형 간염 면역글로불린을 이용한 수동적이면서도 능동적인 예방을 시행하

여야 한다. 주사를 이용한 약물 남용은 B형 또는 C형 간염에 전염되는 경우가 많으므로 피해야 한다. 그리고 지방간을 막기 위해서는 과음을 피하고 적절한 식이와 운동으로 체중을 조절하면 간 질환을 예방할 수 있다.

Q 간암에 걸리면 무조건 간 절제술을 받아야 하나?

A 간암을 진단받은 뒤 간 절제술을 받을 수 있다면 오히려 다행스러운 일이다. 간암은 80% 정도에서 간경변을 동반하기 때문에 간암 환자들의 대부분은 간 기능이 떨어져 있다. 이로 인해 간 절제술을 받고 싶어도 받을 수 없는 환자가 많다. 잔존 간 기능이 충분하고 간 절제술이 가능하다면 수술적 절제가 가장 좋은 치료 방법이지만, 최근 간이식의 발전으로 간암 초기에 간이식을 받는 경우가 많아졌다. 그러므로 치료 방법의 선택은 주치의와 충분하게 상의한 후에 결정해야겠다.

Q 간암 치료 시 환자가 꼭 주의해야 할 점은?

A 간암을 진단받으면 간암에 대해 올바로 알고 경험자들의 이야기를 많이 듣는 것이 좋다. 또한 의료진을 충분히 신뢰하여야 하며 주변에서 들은 얘기에 대해 궁금한 것이 있으면 의료진과 상의해야 한다. 간은 생약뿐만 아니라 병원에서 사용하는

많은 약에서도 독성이 나타날 수 있기 때문에 의료진과 상의하지 않고 임의로 약을 복용하거나 치료를 받으면 제대로 된 치료를 받을 기회마저 잃을 수도 있으므로 주의해야 한다. 부작용을 두려워하지 말고 적극적인 자세로 치료에 임하며 완치될 수 있다는 자신감을 잃어서는 안 된다. 또한 외래 방문 일정이라든지 검사, 투약 등 의료진의 지시에 철저히 따라야 하며 이 시기에도 임의로 약을 복용하면 간 기능이 악화될 수 있으므로 주의한다.

Q 간암 재발을 막는 방법은?

A 간암 재발을 막는 방법이 따로 있는 것은 아니다. 우리나라의 간암 유발 인자는 B형·C형 간염인 경우가 대부분이기 때문에 간암을 수술이나, 색전술, 국소 요법 등으로 치료했다고 하더라도 간염에 의해 손상받은 간은 여전히 남아 있으며 잔존 간에서 새로운 암이 발생할 확률은 그렇지 않은 사람에 비해 훨씬 높다. 그렇기 때문에 간에 유해한 흡연과 음주를 피하고 적절한 운동과 식이를 한다고 해도 간암은 예방되지 않는다. 그러므로 간암을 치료한 뒤에도 주기적으로 병·의원을 찾아 간암의 추가 발생에 대해 철저히 검사함으로써 재발도 최대한 조기에 발견하는 것이 가장 중요하다.

Q 대체 의학이나 자연치료, 한의학 등을 병행하는 것은 바람직한가?

A 간은 약물을 대사하고 해독하는 장기이다. 생약 제제뿐 아니라 병원에서 투여하는 약의 상당 부분이 간에서의 대사를 필요로 한다. 간암 환자들은 대부분 간경변이 있기 때문에 겉보기에 건강해 보여도 간 예비 기능은 많이 떨어져 있다. 약리 작용을 확실히 알 수 없는 생약 제제를 복용하면, 간 독성이 나타나 간 기능이 급격히 악화되어 수술받을 수 있는 기회를 잃을 수 있으며, 수술과 다른 치료 뒤에라도 회복되던 간이 다시 악화되어 간부전에 빠져 버릴 수 있다. 그렇기 때문에 병원에서 제공하는 약 이외의 대체 의약품이나 한약 등을 마음대로 복용해서는 안 된다.

Q 간이식 뒤에 임신은 안전한가?

A 간을 이식받은 사람들은 간이 건강하게 돌아온다 할지라도 간암의 재발 가능성과 면역 억제제의 기형 유발 가능성을 충분히 고려해야 한다. 따라서 보기에는 모든 기능에 문제는 없어 보일지라도 이식 후 임신에 대해서는 전문의와 충분히 상담한 뒤에 결정하는 것이 좋다. 간 공여자는 1년 정도 시간이 지난 이후에는 안심하고 임신할 수 있다.

Q 자신에게 적절한 치료 방법은 어떻게 찾나?

A 간암을 치료하는 방법에는 여러 가지가 있다. 이것은 다시 말해 어느 것도 확실하고 쉬운 방법이 없다는 뜻이기도 하다. 간암의 개수, 크기 및 위치, 간 기능의 상태, 환자의 연령 등, 여러 가지 사항을 모두 고려하여 최선의 치료 방법을 선택하여야 하며, 1차 치료가 실패하였을 경우에는 차선책을 선택하는 것 역시 중요하다. 따라서 환자 자신이 가족이나 비전문가인 주변 사람들의 이야기에 이끌려 치료법을 찾는 것은 매우 위험하며, 자칫 완치의 기회를 잃어버릴 수도 있다. 간암을 진단받으면 반드시 전문가를 찾아 상담하고 전문가가 권하는 치료 방법을 따르는 것이 좋다.

Q 간암이 완치됐다는 판정을 받으려면 어느 정도의 기간이 필요한가?

A 일반적으로 암의 생존율을 이야기할 때 5년 생존율과 5년 무병 생존율을 많이 쓰는데, 이 말은 완치율이라는 말과 동일하다. 암의 치료 없이 5년 생존이 어렵고, 5년 이후에 재발하는 경우는 적기 때문이다. 하지만 이것은 환자에 따라 다르며, 특히 암의 종류에 따라 다르다. 간암은 뚜렷하게 1차 암이 재발했다고 생각할 수 있는, 절제 단면 부위의 재발은 전체 재발의 27% 이하이다. 시기적으로 볼 때, 수술 뒤 3~6년 뒤에 재발하

는 경우가 많고 이런 경우는 간 내 다른 병소에서 발생한 다른 암일 가능성이 높다. 따라서 보통의 암종처럼 5년 동안 재발이 없다면 일단 1차 암은 완치됐다고 말할 수 있으나, 다른 병소에서의 간암 발생이 흔하기 때문에 간암을 치료받은 환자들은 평생을 치료한다는 생각으로 주기적인 진료와 검진을 계속받는 것이 좋다.

Q 암을 이기기 위해 환자와 가족은 어떤 자세로 치료 과정에 임해야 하나?

A 암의 정체와 치료법에 대해 정확히 알면 환자와 가족이 느끼는 두려움은 훨씬 가벼워질 수 있다. 그러므로 환자와 가족들은 암에 대한 공부를 하는 것이 필요하며, 특히 환자의 가족들은 환자의 심리를 이해할 수 있어야 한다. 암을 진단 받은 뒤 환자들은 '부정', '분노', '타협', '우울'의 심리 상태를 거쳐 자신이 암에 걸렸다는 사실을 '수용'하게 된다. 부정의 단계에서는 의사의 진단이 잘못됐을 것이라 생각하며 이 병원 저 병원을 찾아다닌다. 그래도 진단이 바뀌지 않는다면 환자는 '분노' 상태에 접어들게 된다. 이때는 '왜 하필 나에게 이런 병이 생겼느냐'는 생각으로 신경질적인 태도를 보이며, '타협' 단계에 들어서는 자신이 암에 걸렸다는 사실을 어느 정도 받아들이지만 조

건을 들면서 치료를 미루려는 시도를 하게 되고 결국 그런 것이 받아들여질 수 없다는 사실을 깨달으면서 심한 슬픔과 침묵의 시간을 갖게 된다. 그리고 마침내 '우울'의 시기가 지나야 모든 상황을 수긍하고 치료를 받게 되는데, 중요한 것은 자신의 상황을 받아들인 뒤에야 진정한 치료가 시작된다는 점이다. 따라서 이 다섯 단계의 과정을 겪는 시간이 짧으면 짧을수록 치료를 빨리 시작할 수 있고 예후 또한 좋다는 것을 기억하고 가족은 바로 이러한 환자의 심리를 충분히 이해하려고 노력해야 하며 적극적으로 도와주어야 한다.

Q 수술 뒤 외래를 얼마나 자주 다녀야 하는가?

A 간세포암의 원인으로 B형 간염바이러스나 C형 간염바이러스, 알코올(술) 등에 의한 간염 및 간경변증이 전체 환자의 90% 정도를 차지한다. 그러므로 잔존 간에선 재발 가능성이 높기 때문에 수술 후 3~4개월 간격으로 간 기능 검사 종양표지자 검사와 영상 검사 등이 필요하므로, 이에 맞춰서 외래를 방문한다.

Q 간세포암을 암표지자만으로 진단할 수는 없나?

A 현재까지 어떠한 종양표지자도 간세포암의 진단에 특이

한 것은 없다. 현재 AFP(알파태아단백), PIVKA 수치를 참고하여 간경변증 유무나 종양의 크기 등을 고려하여 역동적 조영 증강 CT나 MRI 등으로 확인하여 간세포암을 진단한다.

Q 간세포암은 수술 전에 조직 검사를 하지 않는지?

A 조직 검사를 통하여 간세포암을 진단하는 것이 가장 확실한 방법이지만, 대개의 간세포암은 간경변증을 동반하여 간 기능 저하에 따른 출혈이나 복수 등으로 조직 검사를 하기가 어렵다. 또한 조직 검사 시 암이 전파되거나 작은 종양은 찾기가 어려운 경우도 있다. 그리고 조직 검사 결과가 위음성률이 30%나 된다는 보고가 있어서 실제 임상에서는 임상 진단 기준에 따라서 조직 검사를 하는 경우는 드물다.

Q 종양이 간의 중요 혈관을 침범한 경우에도 수술을 하나?

A 과거에는 종양이 간정맥이나 간문맥을 침범한 경우에는 예후가 불량하여 간 절제술을 하지 않았으나 간섬유화가 적거나 종양의 분화도가 좋은 경우에는 간 절제 뒤 5년 생존율이 20% 이상이라는 보고도 있어 선택적으로 수술을 시행하기도 한다.

Q 대장암 수술 뒤 5년 정도 지나서 간으로 전이되었다고 하는데, 그 경우에는 간이식을 할 수 없나?

A 전이성 간암은 간이식의 절대적 금기증이다. 1995년 이전에 대장암의 간 전이로 시행했던 간이식은 5년 생존율 18%로 성적이 굉장히 저조하였다. 그 이후 대장암의 간 전이는 간이식의 절대적 금기가 되었다. 최근 Hagness M. 등은 절제가 불가능한 대장암 간 전이 환자 21명을 간이식 치료 후 33%가 재발이 없었고, 1년, 3년, 5년 생존율이 95%, 68%, 60%라고 보고하였다. 하지만, 아직까지는 전이성 간암에 대한 간이식은 많은 연구가 필요한 상태로 실험적으로 시행되는 상태이다.

Q 간세포암으로 간 절제 수술을 받은 뒤 폐에 전이가 생겼는데, 어떻게 해야 하나?

A 폐 전이 위치나 개수 및 간 내 재발 유무에 따라서 치료를 결정한다. 가능하면 수술적 절제를 시도하고 아니면 항암 치료나 방사선치료를 하기도 한다.

Q 간암과 간경화는 어떻게 다른가?

A 간암은 간에서 생긴 악성종양을 말하며, 간경화는 간 자체가 단단하게 굳어지는 것이다. 간경변증은 정상 상태로 회복

될 수 없고, 간암으로 많이 진행한다. 간경변증이 있으면 매년 3%의 환자가 간암으로 진행하여 전체적으로 30~50%의 환자가 간암을 경험하게 된다.

Q 간암 수술 뒤 재발할 확률은 얼마나 되는지요?

A 간암의 크기가 크거나 나쁜 병리 조직 소견, 혈관 침범이 있는 경우나, 알파태아단백이나 PIVKA 수치가 높은 경우, PET CT 양성 소견일 경우 재발 확률이 높을 뿐만 아니라 예후가 불량하다. 일반적인 경우에 매년 20% 정도가 재발하여 전체적으로 50~80%가 재발한다.

Q 간염이나 간경화를 앓으면 일반인보다 간암에 걸릴 확률이 더 높은가? 높다면 얼마나 높은가?

A 우리나라에서 B형 간염바이러스 감염자는 간암 발생이 일반인에 비해서 적게는 5배에서 많게는 100배까지 높다고 보고되었다. C형 간염바이러스 감염자는 비감염자에 비해서 최 17배 이상의 간암 발생률을 보인다.

B형 간염으로 인한 간경화 환자는 간세포암의 5년 누적 발생률이 15% 정도이고, C형 간염으로 인한 간경화 환자는 5년 누적 발생률이 30%이다.

Q 간암을 예방하는 음식은 어떤 것이 있을까?

A 간암을 예방하는 특별한 음식은 따로 없다. 그러나 간암에 좋다는 건강 식품들의 대부분은 잘 알려지지 않은 생약 성분들이어서 간이 좋지 않은 환자가 복용하게 되면 오히려 치명적인 간 부전을 초래할 수도 있으므로 주의해야 한다. 일반적으로 간의 재생과 간 기능 회복에 좋은 고단백 음식을 추천하며 고지방이나 과도한 탄수화물 섭취는 피하는 것이 좋다. 그러나 간경변이 진행하여 간성혼수가 올 정도의 환자는 고단백질 음식을 피해야 한다.

Q 간암 치료 시 체력을 보강하는 방법은?

A 어느 치료법 못지않게 중요한 것은 바로 균형 잡힌 영양 섭취이다. 간암을 치료하는 특별한 식품이나 영양소가 따로 있는 것은 아니지만 균형 잡힌 식사로 좋은 영양 상태를 유지한다면 우리 몸의 면역력을 키울 수 있다. 그러므로 충분한 열량과 단백질, 비타민, 무기질 등을 공급할 수 있는 여러 가지 음식을 골고루 섭취해야 한다. 단, 과도한 지방이나 탄수화물보다는 고단백 식이를 하는 것이 좋다. 가장 좋은 단백질 음식은 살코기·생선·두부·달걀·콩류 등이다. 물론 살이 찌는 것은 피해야 한다. 특히 C형 간염 환자에게 지방간은 좋지 않으니 유의한다.

Q 평소 식생활은 어떻게 해야 하나?

A 식이요법으로 간암을 치료하거나 예방하는 방법은 없다. 모든 음식을 골고루 섭취하여 균형 잡힌 식생활을 하는 것이 중요하다. 복수나 간경변증이 있거나, 간성혼수 환자는 염분 섭취를 줄이고 단백질 제한이 필요하다. 암에 효과적이라고 소문이나 있는 음식이나 약들은 오히려 간 기능을 해치고 치료에 방해가 되어서 적절한 치료 시기를 놓치는 수가 많으므로 민간요법에 의지하는 것은 좋지 않다.

Q 수술 전후의 음식 섭취는 어떻게 해야 하나?

A 한국인 간암 환자의 70% 정도가 간경변증이 있다. 이들은 식욕이 저하되고 간의 당원 저장 능력이 떨어진다. 간경변증 환자의 10시간 금식은 일반 환자가 3일 금식한 상태와 유사하다. 이때부터는 간의 당원을 다 소모하고 근육의 당원을 사용하게 되며, 영양분 섭취가 부족하면 몸의 체중이 급격히 줄어들면서 쇠약해진다.

수술 전의 영양 상태는 신체의 면역 기능과 간손상에 대한 내성력, 근육량 유지와 회복에 중요한 역할을 하므로 이에 대한 관리가 필요하다. 대개 하루 중 섭취해야 할 식사량을 하루 4~6차례로 나누어 먹는 것이 한 끼에 많은 식사를 하는 것보다 먹기가 수월하고 몸의 질소 균형에 도움이 된다. 또한 밤에 간식을 먹는 것도 도움이 되는데, 비만과 당 불내성을 막기 위해 200kcal 이하의 간식을 먹는 것이 적당하다.

Q 간경변증 합병증에 따른 식이 조절은 어떻게 하나?

A 식도 정맥류가 있는 사람은 섬유질이 많아서 거칠거나 자극적인 음식은 삼가고, 부드럽고 소화가 잘 되는 음식을 섭취한다. 영양 결핍, 간 기능 손상, 거대 비장 및 위장관 출혈 등으로 빈혈이 발생하면 철분과 엽산을 섭취하도록 한다. 철분은 고등어·시금치·김·맛살·달걀노른자에 풍부하다. 엽산은 해조류·김·미역·다시마에 풍부하고, 키위·귤·딸기·오렌지나 현미·강낭콩·땅콩·들깨·밀·해바라기씨·밤 등에 많다.

복수와 부종이 있는 경우에는 염분을 제한한다. 염분이 많은 음식으로 김치나 나물·젓갈류에서 찌개류·불고기뿐만 아니라 빵과 롤빵·편육·피자·양념 치킨과 샌드위치가 있다.

과도한 단백질 섭취나 변비로 간성뇌증이 발생할 수 있으므로 과도한 단백질 섭취를 제한하고 분지 사슬 아미노산을 보충하는 것이 도움이 된다. 섬유질이 많은 야채는 변비를 예방할 수 있다. 붉은 육류, 낙농 식품, 달걀, 유청 단백질 등에 분지 사슬 아미노산이 많다. 하루에 100~150g의 단백질 섭취를 제한하고 간성뇌증 발생 가능성이 높을 경우에는 하루 30g까지 제한한다. 표 7은 식품 100g당 단백질이 얼마나 들어 있는지를 보여 준다.

표 7. 식품 100g당 단백질 함유량

소고기 사태(장조림용 쇠고기) 100g = 단백질 함유량 24.2g

소고기 안심(스테이크용 쇠고기) 100g = 단백질 함유량 20.7g

돼지고기 목살 100g = 단백질 함유량 20.2g

돼기고기 안심 100g = 단백질 함유량 14.1g

돼지고기 등심(돈까스용 고기) 100g = 단백질 함유량 21.1g

돼지고기 삼겹살 100g = 단백질 함유량 17.2g

닭고기 가슴살 100g = 단백질 함유량 23g

달걀 전(55g) = 단백질 함유량 7.1g

달걀 흰자(55g) = 단백질 함유량 5.9g

참치(캔) 100g = 단백질 함유량 26.53g

동태 100g = 단백질 함유량 20g

고등어 100g = 단백질 함유량 19.4g

꽁치 100g = 단백질 함유량 23.8g

조기 100g = 단백질 함유량 19.2g

오징어 100g = 단백질 함유량 18.2g

두부 100g = 단백질 함유량 8.5g

생선류 100g = 단백질 함유량 22g

우유 100g = 단백질 함유량 3.6g

유청 단백 100g = 단백질 함유량 80~87g

콩 1/2컵 = 7g

호두 100g = 단백질 함유량 23g

Q 대체 의학에서 권하는 식이요법과 현대 의학에서 권장하는 식이요법에 차이가 있는데 그 이유는 무엇인가? 예를 들어 대체 의학에서는 기름진 음식이나 밀가루는 제한하는데, 현대 의학에서는 무엇이든 골고루 섭취하는 것이 좋다고 한다. 또 항암 치료 중과 치료 뒤에 먹는 음식에도 차이가 있나?

A 필수 아미노산과 모든 영양소를 골고루 섭취하기 위해서는 특정 음식을 가려서 먹는 것보다 음식을 골고루 먹는 것이 중요하다. 항암 치료 중에는 적당한 식사량을 유지하고 적절한 단백질을 섭취하여 체력을 유지할 수 있도록 해야 한다. 그리고 채소와 과일을 먹어서 비타민과 무기질을 보충하여 인체 생리 작용이 활발하도록 도와주어야 한다. 또한, 암 치료 뒤에도 항암 효과가 있다는 한두 가지 음식을 편식하는 것보다는 모든 영양소를 충분하게 공급하기 위해서 균형 잡힌 식사를 하는 것이 더 중요하다.

Q 간암 수술 뒤 차가버섯이나 홍삼, 건강 보조 식품을 섭취해도 되는지?

A 간암 수술 뒤 회복을 위해서는 특별한 음식을 먹는 것보다 음식을 골고루 섭취하여 좋은 영양 상태를 유지하는 것이 좋다. 간의 재생과 간 기능 회복에 도움이 되는 생선, 두부, 달걀,

콩류 등의 고단백 음식을 추천한다. 수술 뒤 간 기능이 일시적으로 저하되어 있는 상태에서 간에 부담을 주는 차가버섯이나 홍삼, 잘 알려지지 않는 건강 보조 식품을 먹는 것은 간 기능을 악화시킬 수 있으니 주의한다.

※ 추가로 궁금한 사항은 서울대학교병원 장기이식센터 홈페이지에서 문의하면 답변을 받을 수 있다.

www. transplant.or.kr